心理学与自我疗愈

倾听内心　接纳自我　积极应对　改变心态
学会调节　告别拖延　直面孤独　疏解情绪

魏冰冰　著

畅销2版

中国法制出版社
CHINA LEGAL PUBLISHING HOUSE

图书在版编目（CIP）数据

心理学与自我疗愈/魏冰冰著 . —2 版 . —北京：
中国法制出版社，2020.5
（心理学与生活）
ISBN 978 - 7 - 5216 - 0894 - 6

Ⅰ . ①心… Ⅱ . ①魏… Ⅲ . ①心理健康 - 普及
读物 Ⅳ . ①R395.6 - 49

中国版本图书馆 CIP 数据核字（2020）第 029379 号

策划编辑：杨 智（yangzhibnulaw@ 126. com）
责任编辑：杨 智 周熔希 封面设计：周黎明

心理学与自我疗愈
XINLIXUE YU ZIWO LIAOYU

著者/魏冰冰
经销/新华书店
印刷/三河市国英印务有限公司
开本/710 毫米×1000 毫米 16 开 印张/14 字数/168 千
版次/2020 年 5 月第 2 版 2020 年 5 月第 1 次印刷

中国法制出版社出版
书号 ISBN 978 - 7 - 5216 - 0894 - 6 定价：46.00 元

北京西单横二条 2 号
邮政编码 100031 传真：010 - 66031119
网址：http：//www. zgfzs. com 编辑部电话：010 - 66038703
市场营销部电话：010 - 66033393 邮购部电话：010 - 66033288

（如有印装质量问题，请与本社印务部联系调换。电话：010 - 66032926）

前　言

随着现代社会物质水平的提高，人们在满足了基本的物质需求之后，还面临着各种精神困扰和心理问题。诚如本书作者所说，心理亚健康正在成为具有普遍意义的社会问题。面对心理问题，除了寻求专业人士的帮助，我们还能怎样自我调整、自我救赎呢？心理的健康程度直接影响我们的生活品质和幸福指数，因此，心理问题是我们必须面对的现实问题。

本书是作者精心撰写的心理读本，有助于人们提高心理健康意识，增强心理调节能力。掌握了一定的心理学知识和科学的方法，每个人在某种程度上都可以做自己的心理医生，在接受专业人士的帮助时，也更容易进入治疗状态，取得更好的治疗效果。

作者先为我们澄清了一些心理问题的错误认识，例如把心理问题与精神病画等号，面对心理问题讳疾忌医，不敢寻求专业人士的帮助，等等。只有走出这样的认识误区，我们才能勇敢地面对心理问题，更快地从心理阴影中走出来。除此之外，作者还为我们深入分析了具有代表性的心理问题，例如强迫症、抑郁症、拖延症等。结合贴切生动的案例，作者将各种心理问题直观地呈现在我们面前，并为我们提供了解决问题的具体建议和有效方法，如森田疗法、艺术疗法等。

在本书的最后，作者针对婚恋、职场、人际交往等日常生活中的问题，从心理学的角度进行分析，并给出合理的建议。全书的内容丰富全面、生动有趣，如果您想提高自己的心理素质和心理自愈能力，不妨翻开这本书，在轻松愉悦的阅读体验中化解自己的心理困惑。

—— 目 录 ——

第二部分 自我疗愈，心病还须心药医

第三部分　积极应对，化被动为主动

·第一部分·

直面自我，打开沉寂已久的心门

正如著名心理学家荣格所说："我们与生俱来的神性，完整的自我，在后天成长过程中逐渐遗失散落，甚至结合成各种相互矛盾的特质，而作为我们人类，就不得不终其一生的时间来重新整合自我，使之再次形成一个完整的自己，重新找回那片自然的，各行其道的，有条不紊的，平衡、宁静、统一的乐土，并以此作为对生命的答复。"

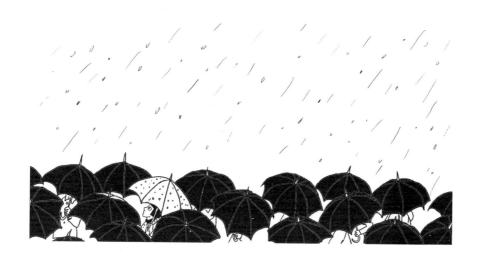

有段时间，网络上流行一句话："不要试图叫醒一个装睡的人。"还有另一种说法是"你永远叫不醒一个装睡的人"。在现实生活中，"装睡的人"也确实在日渐增多。他们可能是因为自卑，因而面对喜欢自己的人总是采取逃避的态度。

总之，出于不同的原因，他们将自己的心灵封闭起来，不管别人用什么办法，他们都坚持自己认为正确的行为和观点，沉浸在自我的世界中，同时漠然对待与自己无关的人和事，厌烦甚至试图逃避一切不必要的社交。

他们渴望别人的理解，却又惧怕他人的靠近，渴望爱却害怕付出后得不到对等的回报，渴望在人群中侃侃而谈却又害怕遭到嘲笑，渴望变得坚强却总在风暴来临时迅速躲回内心世界。

从心理学的角度来讲，作为一种心理防御机制，"装睡的人"用一道心门将自己与外界隔离开来，为了避免伤害，逃避着周围的一切。他们无法直面自己，虽然想要改变，却在一次次的尝试中将勇气耗尽，无法冲破心中的壁垒。

想要改变这种情况，除了寻求专业人士的帮助以及亲朋好友的开导和陪伴，更重要的是从自我入手，敢于打开封闭的心门，正视自己的优点和缺点，进而达到自我疗愈的效果。

第一章　你并不是心理门诊的唯一患者

当今社会虽然科学技术发达，各个方面都在进步，但是心理健康问题还没有引起人们足够的重视。而且人们对心理障碍没有形成正确的观念，如有一个男孩患有自闭症，他家人的第一反应不是心疼男孩，而是感到丢脸。他们不愿让周围的亲朋好友知道这件事，所以采取各种方法极力掩盖这一事实。而在看心理医生的过程中，他们很害怕被熟人看到，也害怕陌生人的关注和嘲笑。一般情况下，这种心理在经济发展水平越落后的地区表现得越明显。

事实上，在医院中，心理门诊和内科、外科等其他科室一样，是医院一个普通的部门，前去看病的人都是为了治愈疾病，并没有什么丢人的。

第一节　现代人的心理状态呈现出亚健康的趋势

KK 是一名大二学生，他在新学期例行的体检中被检查出肺结核。在经过一段时间的治疗后，他回到校园继续他的学业，可是令他伤心的是，室友和朋友虽然关心他的治疗情况，也会像从前那样和他一起玩笑打闹，但是 KK 总觉得现在和他们在一起似乎有一种莫名的隔阂，而这种感觉是从前没有的。

他在心里隐隐担心："他们该不会是怕我的病会传染，所以疏远我吧？不会的，应该不会的。现在都什么年代了，他们又不是不知道肺结核可以治好。"

但是，在 KK 回宿舍一周后，同宿舍的 M 将他约到操场上，礼貌地对他说："KK，我感到非常抱歉，但是我们几个经过商量，还是希望你可以搬离这个宿舍。不然，大家心里都觉得很不自在。当然，如果你在金钱方面有什么困难，可以和我们说，我们会帮你想办法。"KK 苦涩一笑，担心的事终于发生了，他说："不用了。我理解你们，等我找到房子就搬出去住。"

后来，KK 在距离学校不远的地方找到一间房子，住了下来。虽然表面看起来他没有多大的变化，但慢慢地他开始变得多疑、敏感、脆弱。走在路上，他总是怀疑陌生人知道自己曾患有肺结核的事而远离他，或者在背后偷偷议论他。

在学校餐厅吃饭时，他会拿着自己的餐具，盛好饭菜后走到角落，迅速吃完离开。他害怕和熟人见面打招呼，总是让自己置身于人群之外。他很快从原先的阳光、自信变得自卑、自闭，始终无法忘记被室友"抛弃"的失落与悲愤。

静静在一家大型公司担任中层经理，作为一个女生，静静工作起来比公司里很多男士还要拼命。她没日没夜地加班，对待工作可谓兢兢业业。而且在遇到困难时，她总是带着下属，冲在最前面。尽管如此，在一次公司中层人员的选举中，静静却败给了一个能力明显不如她的年轻女孩娜娜，这一结果让她感到意外和震惊。

无论是谁，只要在这家公司待上几个月就能看出，她的工作能力和敬业程度在这个公司绝对无人能比。而娜娜，常常上班迟到，工作能力也不强，偶尔还会犯一些常识性的错误，影响部门业绩。当初她能够成为公司中层，静静都感到非常惊讶。没想到这一次，自己居然败给了她。

但在公司其他人眼中，静静虽然能力很强，也很敬业，但是在为人处世方面却不如娜娜。静静在员工犯错之后总是当着全部门的面，狠狠地批评犯错的员工，虽然她说的都对，但这种方式让犯错的员工感到没有尊严。可娜娜不一样，同样是员工犯错，她会将犯错的人单独叫到办公室，仔细询问其原因，看看是因为一时马虎，还是自身能力的问题，或有其他原因导致了这次失误。然后，她会根据具体的原因对员工的错误进行针对性的分析指正。

静静在晋升失败后，对自己的未来产生了前所未有的迷茫。她不明白自己这么拼命究竟是为了什么？仔细想想，这些年虽然在工作上取得了一些成就，但是自己没有男朋友，没有一点业余生活，而且已经记不起上一次和父母一起过春节是什么时候，也想不起有多久没有去过自己最喜爱的那家咖啡店。

她不允许自己和身边的人失败，但此刻，她似乎有些累了。她意识到自己一直都处于一种极度焦虑的状态,她渴望生活出现一丝改变。

KK 和静静的故事并非个例,他们的遭遇在现代社会非常普遍。"郁闷""压力山大""伤不起"等网络流行语的相继出现,从侧面反映了现代人在快节奏生活中产生的焦虑、抑郁等心理问题。

西北师范大学心理学院的一位教授,在谈到这个问题时表示:"根据国内权威心理机构统计,全国有将近一半的不同年龄、性别、职业的人,或多或少长期受到心理问题的困扰。其中,少数人病情可能会加重,成为精神病患者。而绝大多数人都患有心理障碍,这是人们在生活中调节不当造成的心理亚健康状态,主要表现为压抑、焦虑、自卑、过度紧张、社交恐慌等。"

另一位心理学教授在谈到这个问题时表示:"心理亚健康这个问题不容小觑。"心理问题一直没有引起人们足够的关注,很多人以为压力大、焦虑是这个年代每个人都有的情况,再加上国内对于心理健康、心理咨询等方面没有给予足够的重视,因此,人们很容易产生"去看心理医生,别人就会以为自己是精神病"的错误想法,最终导致一部分心理处于亚健康状态的人逐渐患上焦虑症或是抑郁症。而到了那个时候,再想依靠自我疗愈,则为时已晚。

第二节　心理问题与精神疾病的界限在哪里

通常情况下，大部分人都没有办法正确区分心理问题和精神疾病。那么，这两者之间有哪些相同之处，又有哪些不同之处呢？

目前，公认的区分心理问题与精神疾病的判断标准主要分为以下三个方面：

一是遵循主观与客观统一性原则。主要看这个人是否能够很好地区分幻想与现实，有无良好的自知能力。

比如，甜甜和南南两个人，她们表现出的症状都是时常能听到有人在背后说自己的坏话，并且偶尔还能听到有人悄悄商量要陷害自己。但是甜甜清楚地知道这些话只是自己的幻觉，并为之深深苦恼，这样严重影响了自己的生活，但又没有办法消除这种幻觉。

那么，甜甜的情况就属于一种心理问题，可能是她最近遭遇了一些挫折而造成短暂的心理应激反应。如果她去看心理医生，或者通过自己慢慢调节就能消除幻觉。与甜甜不同，南南则表示自己真的听到了那些话，并且能够详细地描述对方的相貌、声音，甚至说话时的语气、表情，她不认为这是自己的幻觉。尽管屋子里只有南南一个人，她仍然坚持自己听到别人在说自己坏话，这种情况下我们应该将南南判定为精神疾病患者，然后根据具体情况进行诊断。

二是遵循心理活动的内在协调性原则。一般来说，心理正常的人的认知、情感和意志行为之间是协调统一的。而心理异常的人可能会出现认知或其他方面失衡的状态。

三是遵循人格的相对稳定性原则。每个人的性格和其他各方面的人格特征是具有一定稳定性的，如果一个本来很内向的人，突然变得特别外向，或者一个非常热情的人突然变得非常冷漠，这种情况就需要身边的人确认此人是不是一时的心理应激反应，如果不是就应加以重视。

李牧是一名大四的学生，在毕业季，宿舍其他同学有的忙着考研，有的忙着找工作，也有的因为家里事先安排而无所事事。看着眼前的一切，李牧心里很着急，他想要像他们那样有明确的目标，可是他又不知道自己究竟喜欢什么，自己未来可以做什么，时间一长他就变得非常烦躁。

受这样的情绪影响，他睡不好，吃不好，也不愿回到宿舍面对自己的室友。他感到自己的情绪非常低落，却又不知道究竟该如何改变。于是，他找到心理咨询师寻求帮助。在咨询师的帮助下，他发现自己产生这种低落的情绪，主要是因为自卑和羡慕。

原来，他的父母只有初中文化水平，而室友们的父母则都是大学毕业。另外，其他人都在大学里谈了恋爱，而他走在校园里看到谈恋爱的情侣都不敢直视。他不仅对自己没有自信，对出身也相当自卑，所以他在和室友的对比中感到极度的不公平。

在之前的学习和生活中，很少发生像毕业这么大冲击的事情，因此，李牧可以暂时将不公和自卑的感觉掩藏起来，自然地和室友们相处。但是当毕业来临，当每个人的前途和命运再度被比较时，李牧那种压抑已久的自卑受到了强烈的刺激，进而使问题变得严重。

李牧的这种情况属于典型的心理问题。他原本是一个心理正常的人，在遇到一些刺激后，短时间内心理上会产生某些较为明显的症状，并且严重地影响生活。但李牧依然存在自知力，意识到自己的这些症状，并主动找心理咨询师解决问题。

刘洋是一名高三学生，在临近高考时，他常常对母亲说自己晚上失眠，白天听课时注意力也难以集中。他感觉压力太大，就问母亲可不可以回家休息一段时间再去学校。但刘洋妈妈认为这只是孩子临考太紧张的表现，于是她带刘洋到医院神经内科开了一些药，就把他送回学校上课了。

刘洋妈妈没有想到的是，两周后她接到刘洋班主任打来的电话，班主任希望她能把刘洋接回家休养一段时间，而且最好能带他到精神医院或者相关科室接受诊断、治疗。听了班主任的话，刘洋妈妈当场蒙了。她不知道为什么会突然变成这样，当她看到儿子时，她简直快要认不出自己的儿子了。此时的刘洋已经出现了严重的幻觉，并且伴有自言自语、自哭自笑的症状。

精神科医生经过诊断，确认刘洋患有抑郁障碍，必须抓紧住院治疗。在治疗的过程中，刘洋又相继出现冲动躁狂的症状，并且白天嗜睡、食欲亢进，经医生诊断后确定为躁狂抑郁性精神病。

躁狂抑郁性精神病，简称躁郁症，是以情感活动过度高涨或低落为基本症状的精神病，临床表现为躁狂和抑郁反复发作，或交替发作；而且两次发作之间，有明显的间歇期，在此期间精神活动完全正常。刘洋得了躁郁症，在对他进行治疗时，必须借助药物。

最重要的是，刘洋后来已经没有办法对自己或周围的环境有清醒的认知，他冲动时会完全失去自知力。如果当初他的话能够引起母亲的足够重视，也许他的问题可以控制在心理问题的范畴，然后借助心理咨询师的疏导和自身的调节，便可顺利度过高考期。

这也告诉我们，在一定程度上，心理问题和精神疾病之间是有一定的重叠和延续的，两者之间有时没有明确的界限。如果在出现心理问题时像刘洋那样没有引起重视，那么很有可能会发展为精神疾病。

第三节　你究竟在害怕什么

　　一天，有个人偶遇一位心理专家。经过一番简单的交谈，这个人问心理专家："您能不能告诉我，如果想要换掉一个电灯泡，大概需要几位像您这样的心理专家？"心理专家听后微微一笑，说道："我想一个就足够了，如果这个灯泡愿意自己被换掉。"

　　通过心理专家的话我们可以发现，要想改变一个人，必须这个人自己愿意才行。而事实上，对于很多人来说，正确地认识自己并不难，但如果想要改变自己却非常困难。那么，我们为什么难以改变自己？我们究竟在害怕什么？

　　森林中有一只流浪狗，有一天它遇到了一位会魔法的人。当时这个人远远地看着这只狗被其他动物欺负，心生怜悯，便决定帮助它。他向那只狗表明了自己的身份，表示可以给它两种选择：一种选择是继续做狗，不过他可以帮助狗获得强大的能力，让它从此少受一点欺负；另一种选择是变成一只狮子，前提是狗不能将这件事告诉其他动物。

　　结果狗想都没想便选择成为一只狮子，它说自己已经受够了被欺负的生活，它要成为一只狮子，成为森林之王。会魔法的人听到狗的选择后发出一声叹息，然后信守诺言，将狗变成了一只威武的狮子。

成为狮子后的流浪狗走在森林中，果然再也没有动物欺负它了。它可以随意游走在各个地方，甚至还获得了一只母狮子的青睐。一段时间后，母狮子和公狮子说自己的父亲希望见它一面。但这让公狮子感到非常恐慌，它一方面害怕自己的真实身份被母狮子的父亲发现，另一方面又害怕会魔法的人将自己身份的秘密泄露出去。于是，公狮子找到了那个会魔法的人，企图趁他睡觉的时候将他杀死，以绝后患。

可就在它偷袭即将成功的那一刻，会魔法的人察觉到动静醒来，又将它变回了一只狗，并且略带惋惜地对它说："你明明是一只狗，如果你那时候不是想要变成一只狮子，而是想要成为一只强大的狗，也许今天你依然可以很自信地生活。而如今，我实在不能保证你还能在这片森林中存活多久。"果不其然，没过几天，这条被变回原形的流浪狗就被森林里其他强大的动物咬死了。

正如会魔法的人所说的那样，如果这只流浪狗当初能够直面自己，选择让自己变得更加强大，也许它就不会落得如此悲惨的下场。有人说也许它是因为被其他动物欺负怕了，因此，希望变成狮子不再被欺负，毕竟再强大的狗也只是一只狗，而狮子的身份却可以帮助它改变被欺负的命运。然而，狮子虽然比狗强大，但在森林中，狮子也不是战无不胜的，也有很多动物可以将其打败。

因此，如果不能够直面自己，让自己变得更加强大，而是将希望寄托于表面的修饰，就算成功也只是一时的，而不是一世的。

苗苗是一个可爱的女孩，她性格温柔，说话轻声细语，看似做事随性，实际上却有着自己的坚持。她常常挂在嘴边的话是"我好羡慕那些性格独立的女孩子""我特别希望能养只小猫，看起来真可爱""我也想出去旅行，看他们环游世界真的太棒了"。但是，当朋友劝她，"那你就出去玩儿，你也可以变得很独立""去抱一只小猫回来养"，她却总是推三阻四，最终这些事情都不了了之。她还是最初的那个她，梦想一直在重复，却从来没有实现过，她没有勇气去改变自己现有的生活。

对于苗苗来说，改变意味着陌生，意味着打破现有的安稳。重新开始，有可能成功也有可能失败。但如果不改变，至少可以拥有现有的一切。所以，与其说她害怕改变，倒不如说她害怕面对未知的一切，害怕承担无法预测的风险。

涛涛在朋友眼中一直是个好脾气的人。和朋友一起出行，明明说："涛涛，我不喜欢吃青菜，你吃吧。"涛涛会毫不犹豫地说："行。"其实在家里，他也不爱吃青菜。楚红说："涛涛，周末我们一起去爬山吧，你有时间吗？"涛涛犹豫了一下，虽然他本来计划周末在家里好好看书学习，但是为了不让楚红失望，他还是爽快地答应了。

日复一日，违背内心迁就别人，涛涛有时也觉得很累，而且仿佛失去了自我。他不知道这样委屈自己换来的友情究竟能够维持多久，可是他又无法想象，如果自己表达出真实的意愿会是一种怎样的情况？

是的，也许朋友们会惊讶，会反省自己，去安慰涛涛，但也有可能他们会和涛涛越来越远。现实中像涛涛这样的人有很多，他们在人际交往中总是以别人为中心，不能正确地表达自己。

他们常常压抑自己的情感和需求，使得他们的人生过得并不快乐。他们也时常会在夜深人静时问自己为什么不能勇敢地表达自己。明明不喜欢吃青菜为什么不说？明明不想去爬山为什么不拒绝？明明不喜欢对方那样对自己，为什么不表达？而这一切主要是因为他们不自信，他们害怕一旦说出，好不容易经营的人际关系都将化为泡影。

所以，他们不敢正确地表达自己，永远在纠结、痛苦，直到有一天鼓起勇气去表达后才发现，原来只有先学会爱自己，才能更好地去爱别人，为别人带去快乐和幸福。而这一切，需要他们经历过无数次自我疗愈才能实现。

第二章　做自己，不囿于别人的期许

有这么一个人，他的爸爸妈妈一心希望他成为一名舞蹈家。所以，他四岁便被送进舞蹈培训班，开始了练功跳舞的生活。当别的小朋友在自己的父母怀里撒娇时，他在练功；当别的小朋友在窗外嬉笑玩闹时，他还在练功。他非常不理解，为什么父母一定要让自己成为一名舞蹈家，虽然老师已经很清楚地告诉他们，自己先天的身体条件并不优秀，就算一直坚持跳下去，也不会成为所谓的舞蹈家。

可是父母依然不相信，他们认为老师说的话并不准确。冬去春来，不知不觉间他已经成为艺术学院舞蹈系的大四学生。在面临毕业选择时，父母希望他可以继续考取舞蹈专业的研究生，但他却执意要先工作，然后重新开始学习画画。结果父母愤怒地对他说："如果你不按我们说的做，那就断绝亲子关系！"

此时的他既愤怒又委屈，他哭着对自己的父母说："这么多年，你们一直把自己没有完成的梦想寄托在我身上。也许你们真的是为我好，可是你们有没有想过我真实的感受，有没有想过和别人愉快的童年相比，我的童年只是一个沉重的包袱，那里背负着你们的梦想。我有多累，你们想过吗？"

做自己，是我们每个人的终身梦想，有的人一辈子都在做自己，而有的人终其一生可能都在做别人期待的自己，更有甚者，在前行的道路上迷失了自己。我们应该做自己，而不是做别人期许的自己。这样做并不是让我们变得以自我为中心，而是在相互尊重与理解个体差异的基础上，合理地尊重并相信自己的选择和判断，不会因为别人的想法而刻意改变或委屈自己。

总之，做自己非常困难，当我们向世界大声宣称"我要做自己"时，也就意味着我们必须做好充足的心理准备来承担接下来会面临的一切。我们可能会遭遇失败，也可能会面临阻挠，而这一切都只能由我们自己默默承担。

当然，你会感受到做自己所带来的轻松和愉悦。故事中的这个人在自己的前二十几年，一直生活在父母为他设定的人生轨迹里。也许那条人生道路是平坦的，但那不是他真正想要的。他强烈地渴望做自己，找回自己的梦想和人生。那么，你呢？

第一节 "我想做"与"他／她希望我这样做"

在理想与期望之间，我们每个人都有自己不同的想法。在很多时候，尤其是在父母与子女之间、兄弟姐妹之间、恋人之间更容易出现"我是为你好""但是我不喜欢"这样的矛盾。我们都知道对方是为自己好，但如果听从了对方的意见，自己实在是不开心。但如果不听从，又会让对方产生一种被辜负的背叛感。这样说来，似乎这种矛盾就像一个没有答案的难题，究竟要如何平衡这两者之间的关系呢？

在电视剧《虎妈猫爸》中，"虎妈"一直希望自己的女儿茜茜能上重点小学，为此她不惜卖掉原本宽敞的大房子去买了一套老旧的学区房。然而，半年后茜茜升小学的时候，却突然被教导主任告知孩子没法获得这个升学名额，因为他们在"新居"还没有住满两年。

这突如其来的打击让一家人措手不及。随后，"猫爸"和茜茜的爷爷奶奶都提议，让茜茜去上原先家门口的第九小学。但是，"虎妈"想到第九小学紧邻一个菜市场，而且里面的学生成绩也都不太理想，她毅然决定让茜茜在家休学一年，等待第二年第一小学的入学考试。但茜茜自己却非常希望能和小伙伴一样背上书包，坐在教室里听老师讲课，和同学们一起玩耍，而不想为了上第一小学，孤零零地看着其他小朋友开心地谈论着学校里的事。

可是，对茜茜来说，这仅仅是个开始。在家休学的日子里，"虎妈"为她制订了严格的学习计划。当茜茜晚上做不完作业时，"虎妈"甚至会将正在睡觉的女儿从床上拉起来，让她继续完成作业。此外，每次茜茜被舅舅带着去吃冰激凌或去游乐场玩时，"虎妈"都会异常严厉地批评他们并禁止这种行为，全然不顾当时的茜茜笑得多么开心。每次考试，茜茜的成绩只要稍微倒退，"虎妈"就会非常紧张，然后想尽各种办法提高茜茜的学习成绩。

这一切都让"猫爸"和茜茜感到，"虎妈"其实是打着为茜茜好的旗号，将自己这些年的希望寄托在女儿身上。这一切对于一个刚上小学一年级的孩子而言，未免有些太过沉重。作为一个孩子，茜茜想要去游乐场玩，想要爸爸妈妈多陪伴她，想看动画片，想吃冰激凌，想和第九小学的朋友一起玩耍，而不是只和第一小学的同学比学习成绩。

在这部电视剧中，茜茜和"虎妈"就是典型的"我想做"与"她希望我这样做"的关系。"虎妈"总认为茜茜还小，什么都不懂，而自己在社会上经历了那么多的风风雨雨，作为一个母亲有必要为女儿提前消除可能出现的阻碍。然而，她忽略了一个重要的事实，那就是对茜茜来说，她虽然是一个孩子，但她也有自己的思想和情感，她也有自己的渴望和追求，也许她会经历挫败和伤痛，但成长不就是这样吗？

每个人都有自己要走的路，我们不能因为自己在这条路上受过伤，便因此剥夺孩子走路的权利。电视剧最后，"虎妈"终于意识到自己的错误，茜茜的自闭症也渐渐有所好转。"虎妈"承诺不会再逼茜茜去做她不喜欢的事，她会尊重茜茜的想法，适时地提出意见，供其参考。

李培和张生是一对母子，在张生进入高三之前，他们母子的关系非常融洽。然而，这一切随着张生升入高三，慢慢开始发生了变化。张生是一名学习广播电视传媒的艺术生，他的专业课和文化课成绩在班里都属于中等水平。如果能一直保持着较为平稳的成绩，最后考取一个二本院校没有太大问题。但是，李培却期望自己的儿子能考上重点本科院校。

因此，李培规定张生放学回家后不能玩手机和电脑，也不准看电视，吃完饭就去学习，和同学出去玩也要事先报备，经过允许后才能出去，并且必须在规定的时间回家。这一切让张生感到非常压抑，仿佛有一座大山压在自己的肩头。

他慢慢变得沉默寡言，在第一学期期末的艺术生专业考试中发挥失常，专业课没有过线。这就意味着他只能和其他文科生一样上普通院校，最终可能只能考取一个大专院校。

但出人意料的是，高三第二学期开学后，李培对张生的管控变本加厉，甚至不再让他去学校，断绝了他和外界的联系，这让张生濒临崩溃。

当终于浑浑噩噩地结束高考后，在填报志愿时，张生觉得自己既然走不成艺术路线，不如填报历史专业，因为他平时就非常喜欢阅读历史类的书籍，在历史方面也有着自己独到的见解。但妈妈却非要他把所有的志愿都填报医学专业，理由是就业前景好，福利待遇好，社会地位高。

但张生对医学完全不感兴趣，他从来没有想过自己以后要从事医生这个职业。他极力反对，最终依然没能说服妈妈，结果他成了普通医学类专科院校的一名学生。但是入学两个月后，张生对医学专业的课程设置和学习生活等极不适应，再加上之前高三时期妈妈对他严厉管控的后遗症，他在学校变得越来越沉默寡言。

但他在母亲面前却完全相反，他变得非常暴躁不安，偶尔还会出现自残的行为。这让李培感到非常惶恐，万般无奈之下，她为儿子办理了休学手续，并带他去看心理医生。经过一番治疗，李培才明白儿子心中隐藏了那么多不满和委屈，而这一切都是自己带给他的。

以上两个例子也许显得有些极端，但不可否认的是，在家庭教育中，父母对子女一味地施压和专制，尽管出发点是好的，但往往会带给孩子无法磨灭的心理创伤。他们一方面非常理解父母的苦心，另一方面又感到特别委屈和压抑。如果这两种情绪交织在一起而没有得到较好的疏解，孩子往往会出现不自信、轻度抑郁、不会表达自己的真实需求等问题，而且和父母的关系也会变得非常紧张。

这样一来，事情的发展就会与父母的出发点背道而驰。有句话叫"夏虫不可语冰"，说的是不能和夏天的虫子讨论冰雪，因为夏天的虫子很难理解夏天以外的事物。在心理学中，我们一直讲"情感同化""换位思考"，必须明白每个人都是独立的个体，都有不同的人生观、世界观和价值观。我们应当懂得尊重，积极沟通，多站在对方的立场去理解对方的行为和想法，而不是打着"为你好"的旗号，将自己的主观意愿强加在对方身上，并且强迫别人必须按照自己的想法去做。家庭中的沟通如此，我们与他人相处时更是如此。

第二节　倾听内心深处的声音

王小波在他的杂文集《沉默的大多数》中写道："周围的世界太过荒诞，所以暗下决心保持沉默。"在他生活的那个年代，"文革"正在全国轰轰烈烈地进行，学者大多失去了专心钻研学术的心境。这对于像王小波这样热爱学术的人而言，是一种深沉的悲哀。所以我们可以看到，在他的杂文和小说中多用反讽的笔法来表达自己的一些观点。相较于他，那些迷失在时代大环境中的读书人，却忘了倾听和保留自己内心深处的声音。

鲁迅先生在日本仙台学习期间，在一次上课时老师为同学们放映了一部影片。这部影片主要讲述了在日俄战争时期，一名为俄国军队做间谍的中国人被日本军队抓获后斩首示众。影片中，那名被抓获的中国人神情中有种视死如归的壮烈感。他放弃了挣扎，选择接受即将到来的死亡。而在他周围，那些围观的群众并没有义愤填膺地抗议，他们虽然体格健壮，但是并没有打算采取任何反抗或解救行动，他们神情麻木地看着眼前的一切，似乎被屠杀的并不是自己的同胞，而是毫无关系的陌生人。当影片放映到这里，鲁迅的一个日本同学突然站起来大声说道:"你们看这些中国人麻木不仁的样子,我今天敢在这儿断言,中国一定会灭亡。"他话音刚落,班里的其他日本同学都为他鼓掌。这种情形让鲁迅感到五味杂陈,他很愤怒,但他又清楚地知道这正是中国当前的状况。

他的心里很不平静,站起来狠狠瞪了那个日本同学一眼,然后毅然走出了教室,以此表示抗议。尽管如此,当天的场景还是一遍遍地在鲁迅的脑海中回放,他意识到如果不从中国人麻木的思想着手,那么自己学医治好再多的病人也毫无意义。于是,就有了流传至今的鲁迅"弃医从文"的故事。

现在我们再看鲁迅先生"弃医从文"一事,我们会发现鲁迅先生当初放弃学医,不仅仅是为了唤醒中国人,更是他和自己内心进行沟通的结果。在鲁迅到仙台学习医术前,他本人并没有医学方面的专业知识。在少年时代帮父亲治疗疾病的过程中,他对中医的一些做法不是特别认可。而关于西医,他则由于环境条件所限而无法系统学习。那么,他究竟为什么选择学医呢?

鲁迅先生在《〈呐喊〉自序》中写道:"我的梦很美满,预备卒业回来,救治像我父亲似的被误的病人的疾苦,战争时候便去当军医。"而周作人在《鲁迅的青年时代》一文中写道:"鲁迅当时特意挑选了远在日本东北的仙台医专,那里还没有留学生入学,而这正是他前往那里的唯一理由。"综合以上两点因素,我们可以得出结论,鲁迅当初之所以学医，一是被父亲得病而亡刺激，因此希望留学学得医学；二是如果能够达成留学的目的，仙台医专是一个理想的学校。

就这样，鲁迅先生成了仙台医专唯一的留学生。在那里，他的学习成绩处于中等水平，尽管他非常努力地记笔记，但是由于对日语不够精通，那些授课内容常常显得晦涩难懂。他是那里唯一一名中国留学生，而且比同学年长，所以当时的鲁迅先生是孤独的，他面对日本同学对国人的蔑视态度更是感到愤慨不已。

这种情况让他开始思考自己是否真的要坚持学医？自己更擅长的事情究竟是什么？自己所做的这个选择究竟是对是错？他一遍遍地拷问内心，直到课堂上那部影片的放映，让鲁迅发现"医学并非一件紧要事"。他猛然发现比起学医自己更擅长用笔书写。而要改变国人的思想，最适当的途径恰恰是文艺。在《〈呐喊〉自序》中，他写道："凡是愚弱的国民，即使体格如何健全，如何茁壮，也只能做毫无意义的示众的材料和看客，病死多少是不必以为不幸的。所以我们的第一要务，是改变他们的精神，而善于改变精神的是，我那时以为当然要推文艺，于是想提倡文艺运动了。"而他所深深怀念的藤野先生在他逝世后也曾作文以表怀念，在文章中藤野先生写道："现在回忆起来好像当初周君学医就不是他内心的真正目标。"

总而言之，对鲁迅先生而言，他在命运的关键时刻，选择了聆听自己内心深处的声音，看清自己擅长的是文艺，并最终以其所长，实现了拯救国人精神的梦想。

克里希那穆提通过《倾听内心的声音》一书告诉人们："真理之路，不在他人或组织的指导中，而在个人身上，因为没有人能描述真相。真理之行，始于弄清个人真实的想法，倾听自己内心的声音。"在很多时候，尤其是在如今这样物欲横流的社会中，我们常常处于一种忙碌奔波的状态，很难静下心来，对自己和当下的状态进行认真的审视。

我们时常在意别人的喜怒哀乐，关心别人的兴趣爱好，却常常忽略自己的喜好，疏忽自己内心的真实需要。我们的内心总是被太多外在的东西所蒙蔽，我们变得善于权衡利弊，却常常看不到或不愿承认自己内心真实的想法。在高考填报志愿时，我们更愿意选择那些就业形势良好的专业，而不顾自己是否真的适合学习该专业；在就业时，我们更倾向于去"北上广"以及经济发达的沿海城市，而忽视也许二、三线城市有更适合自己的岗位；在婚恋问题上，我们常常在众人的追问下，加入相亲的大潮，将爱情功利化和快餐化，而全然忘了自己内心深处等待着一个彼此相爱的人的美好愿景。

我们被这个时代和周围的人裹挟着不断向前走，升学、就业、恋爱、结婚、生子、买房、买车……最终事业有成、家庭美满。但是在深夜，我们心中是否会有落寞闪过？

比尔·盖茨从 13 岁开始学习计算机编程设计，并于 18 岁成功考入哈佛大学。但是，仅仅时隔一年后，比尔·盖茨便从哈佛大学退学。在随后的日子里，他和自己的好朋友保罗·艾伦共同创办了当今世界上赫赫有名的微软公司，并由他本人担任微软公司的董事长。此后，他曾连续 13 年蝉联《福布斯》全球富豪榜榜首，连续 20 年成为《福布斯》美国富豪榜榜首。当初他没有像其他人一样被哈佛大学的光环所迷惑，相较于上学，他更愿意去从事与计算机相关的事业。最重要的是，那是他确定的自己热爱的事业。

无独有偶，曾经的阿里巴巴集团董事局主席马云自杭州师范学院外语系毕业后，成为杭州电子工业学院英文及国际贸易教师。但在 1995 年，他辞去教师这份稳定的工作，创办了中国第一家互联网商业信息发布网站。随后，他历经波折，于 1999 年创办阿里巴巴。

也许，我们无法成为他们那样的名人，创造那么大的价值。但是，我们可以选择成为更好的自己。一棵橡树永远结不出苹果，也无法开出美丽的玫瑰，但是，当它开始倾听自己内心的声音，为这个世界奉献自己的绿荫，就能成为美好的大橡树。

第三节　接纳自我，勇于放手与改变

有个心理测试叫作"你能否很好地接纳自己？"开始测试前，首先要面对以下问题："你了解自己吗？喜欢自己吗？你的自我接纳度有多高？你能做自己的知己吗？"整个测试一共包含 12 个问题，比如你尝试过和自己交流吗？你觉得自己的梦想是否可以实现？你喜欢自己的名字吗？你独处的情况怎样？你觉得别人眼中的你和真实的你一样吗？

关于这个测试，"高山流水"知音型，大概是最为理想的一种结果。这种类型的人非常了解自己，更重要的是，他能够接纳自己的一切。他爱自己，也能客观地看待自己。他的自我价值感和幸福感都比其他人更加强烈。

而最差的结果，则是"对立型"关系。这意味着做测试的人对自己极度不接纳且反感。那么，究竟何为自我接纳？如何才能正确地接纳自我，并勇敢地放手与改变呢？

从某种意义上讲，每个人最不了解的人其实是自己。我们时常在仰望着别人，但对自我，有时太过纵容，有时又太过苛刻。我们深爱着别人，却忍不住痛恨自己，这就是对自我的不接纳。

而自我接纳，从心理学上讲，主要指"个体对自我及其一切特征采取一种积极的态度，即能欣然接受自己现实中的状况，不因自身优点而骄傲，也不因自身缺点而自卑。此外，自我接纳是人天生拥有的权利。一个人不需要突出的优点、成就或做出别人希望的改变才能被接纳"。在一个人的成长过程中，如果无法接纳自己，又如何能够引导自己积极向上呢？在通常情况下，自我接纳和心理健全的能力是构成自信的两大基石。

在茂密的森林中，有一个猴群。它们一直生活在这里，每天外出寻找食物，而且分工明确。可是有一只名叫妞妞的小猴子从出生开始，就一直固执地认为自己是一个人。所以它非常不喜欢猴群的生活，也不喜欢吃那些果子。每当有其他小猴子来找它玩耍时，它总会不屑一顾地说："我是一个人，才不要和你们玩。"

渐渐地，就连它的家人也没有办法理解它的这些行为。它很孤单，但很努力地在寻找着成为人类的办法。它想要砍掉自己的尾巴，可是它又怕疼。事实上，它自己也不确定砍掉尾巴后能否成为一个真正的人。在这样的期望中，它慢慢长大。

由于它一直讨厌自己是只猴子，所以没有像同类那样勤奋练习各项技能。因此，当其他同伴都能自由灵活地穿梭在丛林中时，它却只能小心翼翼地沿着树木攀爬。终于有一天，当危难来临时，其他猴子都凭借各自的本领逃脱，而它却没能幸免于难。

在濒临死亡的一瞬间，它突然明白自己本来就是一只猴子，为什么一直不能接纳自己，非要固执地改变自己呢？如果它像同类那样接受自己的本性，并且不断练习，就不会落得这般结局。

林语堂曾说："有勇气做真正的自己，单独屹立，不要想做别人。"然而，很多事都是说起来容易做起来难。每当看到别人比自己表现得更好，每当自己一次又一次地犯错、失败，我们总会忍不住讨厌自己，羡慕别人。

我们总是觉得美好的生活在别处，幸福也总是落在别人身上。我们常常痛恨自己没有周游世界的勇气；恼怒自己为什么不像"别人家的孩子"那样争气；羡慕好朋友总是那么乐观、积极又独立，而自己总是在逃避。我们甚至羡慕别人的瘦，别人的笑，别人的手艺，却唯独看不到自己的善良和温柔。

当我们仰望别人的生活时，其实是在不断地否定自己。我们认为自己应当是完美的，因而不容许自己出现任何错误，我们总是自责、自卑，却没有为之付出努力，做出改变。我们靠逃避来选择性地忽略这些负面情绪，活在自己构筑的虚幻世界里。

接纳自我，放弃不喜欢的人生角色，在面对残酷的失败时，给自己一点勇气去改变。接纳自我，接纳不完美的自己。正如著名心理学家荣格所说："我们与生俱来的神性，完整的自我，在后天成长过程中逐渐遗失散落，甚至结合成各种相互矛盾的特质，而作为我们人类，就不得不终其一生的时间来重新整合自我，使之再次形成一个完整的自己，重新找回那片自然的，各行其道的，有条不紊的，平衡、宁静、统一的乐土，并以此作为对生命的答复。"

李冰是一个富二代，他一直过着优越而富足的生活。唯一不足的是他的父母关系不好，时常吵架、冷战，甚至有时还会动手打架。对于天生敏感的李冰而言，这是他被别人羡慕背后的隐痛。

上高中时，父亲的生意全面亏损，负债累累。为了还债，母亲跟随其他人出国打工，父亲则依靠酒精惶惶度日。妹妹年纪还小，一切重担突然之间压在了他身上。高考结束后，他放弃了学业，在父亲之前的生意伙伴的带领下，开始四处奔波打工挣钱。他的生活变得比同龄人艰辛许多，小小年纪就背负起巨大的债务。因此，他常常处在讨厌自己的心境中。

后来，通过他的努力拼搏，生活渐渐有了改变，但他依然极度自卑。尽管他已经是一家公司的总经理，情商很高，幽默风趣，但他还是没有办法接纳自己和自己的家庭。

他把自己缩在小小的世界里，对别人的好报以感激，但总是害怕失去。他没法像同龄人一样开心地笑，尽情地玩乐。他敏感而矛盾，渴望被爱，但也害怕爱。而这归根结底是因为他早年的经历，让他没法重新接纳自己。

他很羡慕别人，哪怕那个人并不比他好。渐渐地，他得了轻微的抑郁症，因为他总是感觉生活太过沉重，觉得自己不敢去爱，他总想说服自己，做真正的自己。但这些想法转瞬即逝，不久他又会成为那个讨厌的自己。

由于家庭的变故，李冰已经没有办法客观地认识自己、评价自己、接受自己，并适当地宽容自己。他总是在隐藏自己的情绪，和自己过不去。著名心理学家罗杰斯在总结几十年心理咨询的经验后表示，一个人如果想要完全接纳自己，最重要的就是不隔离自己的情绪。而在接纳自己的过程中，需要注意以下几个方面：

第一，必须正确认知自我，坦然正视真实的、客观的自我；第二，分析自身的优缺点，找到可以进一步发展的优点，取长补短；第三，明白真正的自我接纳需要一个漫长的过程，不能一蹴而就，而真正的自我接纳需要不间断的行动才能实现；第四，认清真正的自我并不只是接纳自己本来的样子，更要接纳对自己的期望是否现实，并接纳在实现期望的过程中可能出现的各种曲折。

第四节　沟通是门艺术，无关智商高低

胡采在《〈在和平的日子里〉序》中写道："在我们这个时代，人们和英雄人物的思想心灵之间，总是比较容易沟通。"沟通，不同于说服。说服带有强制性的沟通目的，希望对方可以答应，甚至服从自己的想法。最重要的是，想要成功地达到说服的目的，就必须建立起有效的沟通。

而沟通是指在双方都愿意的基础上进行的交流，是"人与人之间、人与群体之间思想与感情传递反馈的过程，以求思想达成一致和感情的通畅"。这是一种信息传达与接收的行为，是人与人之间的交流，也是组织、国家之间的一种交流，是人类社会属性的一个重要组成部分。沟通使我们可以与其他人交流信息、传递思想、释放情感等。

要想实现有效的沟通，需要双方在沟通之前，先制定一个较为明确的目标，同时需要有一个共同认可的规则，最终达到有效沟通信息、思想和情感的目的。

沟通主要包括沟通的内容、方法和动作。沟通的内容对沟通效果的影响相对较小，而沟通的方法和动作对沟通效果的影响不分伯

仲，被看作影响沟通效果的两大"杀手"。

沟通的方式主要有语言沟通和非语言沟通两种，语言沟通包括口头语言、书面语言、图片和图形等形式。相较于非语言沟通，语言沟通更便于进行信息的传递。

至于非语言沟通，又被称为肢体语言的沟通，主要包括声音语气、肢体动作等，最近几年较为流行的微表情也属这类。它在沟通中更便于交流双方的思想和情感。

在日常生活中，与家人或朋友、同事相处，所出现的一些烦恼和痛苦大多是缺乏正确的沟通方式而导致的。

黄明是一个腼腆、随和的女孩子，最近她用十年的积蓄为自己买下了一处房产。实现了多年的愿望，黄明非常开心。可是，在接下来房子的装修问题上，她又发起了愁。一方面，买房时已经花光了所有的积蓄，房子估计只能先简单地装修一下，但她依然希望尽可能按照自己当初的预想慢慢实现；另一方面，由于之前听过太多关于装修公司的负面评价，因此，她感到非常茫然和苦恼，不知道究竟该怎么做。

就在她苦恼的时候，一个偶然的机会，她认识了一家新开业的装修公司的经理，抱着试一试的想法，她走进了这家装修公司。一位名叫洋洋的设计师接待了她，并问她想要什么样的装修风格。黄明原本有一套自己的想法，但由于她太内向，又害怕把自己的想法说给专业的设计师听，会引起对方的嘲笑。于是她摇摇头说："不知道，有些茫然。"

洋洋又问她："那么，请问您对这次装修的预算大概在什么范围呢？"黄明依然摇头说："其实我什么都不知道，你们是专业人士，我相信你们。只要不太奢华，在一个可控的范围内就好。"但她这话一说出口，其实相当于给设计师一种印象："我不差钱""我什么都不懂，你们做好还是做坏就看你们的良心了"。

看到黄明这样的态度，设计师当然不会把这条到手的"大鱼"放走。于是洋洋充分发挥自己的口才，给她讲了很多套餐报价、装修风格、装修注意事项等相关内容，最终成功说服黄明签下了装修合同。而事实上，在整个沟通过程中，黄明只是在不停地点头，将沟通的主导权交到了对方手中，甚至没有详细询问套餐中装修所用品牌工艺、水电改造的具体情况等。

在后来的装修过程中，装修公司完全忽视黄明的意见，擅自修改和加价，并且比原定的装修时间晚了将近两个月。最重要的是，房子最后呈现出的风格与黄明预想的大不一样，而且预算远远超出了她的预期，质量也没有达到相应的要求。房子留下了许多装修的硬伤，这让黄明感到非常气愤和无助。

对于黄明而言，造成这样的局面，很大程度上是因为她没有和装修公司及设计师进行有效的沟通。当设计师询问她的装修预算和理想风格时，她应当明确地向其阐述自己的真实想法，而不是将一切交给对方决定。即便我们非常信任某个人，但如果没有向其讲明自己真实的想法，又怎么能保证设计师能做出自己理想中的装修风格呢？更何况黄明与设计师素不相识。

有一个女生只是默默地喜欢着一个男生，她会偷偷保留两个人的聊天记录，也会在日记中写下关于他的一举一动。但是她从来没有将这一切告诉对方。她想当然地认为男生一定懂得她的心意，每当这个男生和其他女生稍有亲密的接触，她就会一个人生闷气或是对他发脾气。

她的举动让男生感到莫名其妙。男生除了困惑，根本不了解她对自己的情意。

其实，这个女孩和黄明一样，都是在做无效的沟通。那么真正有效的沟通是什么样的呢？一个女生费尽心思为一个男生折了1000只千纸鹤，在他生日的时候，小心翼翼地拿出来送给他，期待他能感受到自己的真心。所以当她送他这些纸鹤时，勇敢地说出喜欢他之类的话。对此，男生很开心地接受并表示感谢。在这种情况下，她的心意已经被对方非常明确地感知到了，不管最终他们是否会在一起，至少她成功地让男生了解了自己的想法，这就是一种有效的沟通。

有效沟通，从某种程度上来讲是双赢的。它使沟通者为自己和对方创造舒适的情感空间，最终达到愉快沟通的目的。但很多人认为能够进行有效沟通的人通常拥有较高的智商，而在沟通方面总是失败的人则智商较低。

这一看法其实并不科学。从心理学的角度来说，沟通无关智商高低，它体现的是一个人清晰的思维能力和良好的沟通技巧。因此，想在人际交往中达到较为理想的沟通目的，沟通者需要注意以下几个基本准则：

第一，抛弃主观臆断，因为别人不是你。如果你不主动说明，即便最了解你的人也不可能完全明白你的想法。换句话说，就是不要让别人去猜，更不要想当然地认为别人能够读懂你的内心世界。

第二，说话要详细、严谨。话不能只说半句，也不能只说关键字词，因为这样很容易让对方感觉莫名其妙。

第三，在沟通过程中，要注意运用非语言性因素，比如用自己的眼睛直视对方以示尊重，或用手势、声音、身体动作等细节性的肢体语言。

第四，学会倾听，在表达自己的观点时尽量避免使用模糊的、容易产生歧义的词语，如"随便你""你说了算"等。

第五，在日常的学习与生活中应该多观察那些能够熟练运用沟通技巧的人，结合自己的具体情况进一步将沟通技巧融会贯通。

总之，沟通是一门艺术，它需要我们在人际交往中保持细心和耐心，学会换位思考，善于体察他人的心情和状态，在承认、理解、接纳和尊重他人的基础上，有技巧地进行沟通交流。

第二部分

自我疗愈，心病还须心药医

病由心生，只有找到根源，才能从根本上治疗疾病，达到自我疗愈的目的。没有必要因为自己心理方面的障碍而感到羞愧。其实对于很多人来说，我们更需要的是心理调节，而不是专业的心理治疗。通过多种渠道，我们可以完成自我疗愈。

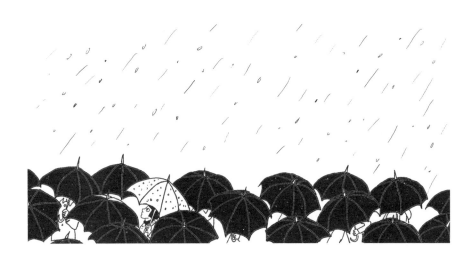

在我国中医学的传统理论中，其最高境界是养生，而养生的最高境界则是养心。每个人的一生都会遭遇不同的曲折坎坷，这就需要我们能建立一个强大的自我疗愈体系。这样在面对挫折时，我们才可以借助内心的力量得以康复。

自我疗愈是我们对自己的重新定位，它传达的是一种活在当下的理念。而自我疗愈，其主要的疗愈对象是现代社会的心理亚健康人群，遵循的治疗理念是"心病还需心药医"，讲究重视内心和顺应自然。

"心病还需心药医"，单从字面意思理解，就是说内心受伤后，需要找到相应的受伤部位，分析原因，才能对症下药。在古装剧中，我们常常可以看到一个人相思成疾，不管家里人如何劝慰，都没有办法让其恢复正常的生活状态。在这种情况下，只需要找来这个人思念的对象进行适当的劝慰，就能取得事半功倍的效果。

病由心生，只有找到根源，才能从根本上治疗疾病，达到自我疗愈的目的。没有必要因为自己心理方面的障碍而感到羞愧。其实对于很多人来说，我们更需要的是适当的心理调节。

第三章　内向不是病

关于内向，郭沫若在《从典型说起》一文中写道："粗枝大叶地说来，内向型的人，体格瘦削，精神孤独，爱驰骋玄想。"从心理学角度来讲，内向仅仅是气质类型中的一种指向。在著名的艾森克人格问卷中，对内向型性格的表现有具体的描述："内向的人多表现为安静，离群，内省，喜欢独处而不喜欢接触人。保守，与人保持一定距离（除非挚友）。倾向于做事有计划，瞻前顾后，不凭一时冲动。日常生活有规律，严谨，遵循伦理观念，做事可靠，很少有进攻行为，多少有些悲观。容易焦虑、紧张、易怒还有抑郁。睡眠不好。具体表现与受教育程度、个人经历、生活环境等因素有关。"

自古以来，文人都崇尚"静"。但不知从什么时候开始，社会上掀起了一股外向之风，似乎所有的成功者都是外向的人，而不善言辞的内向者则被无情地打上失败者的烙印。所有的励志书都在教导内向者如何改变，让自己变得更加外向，更加热情积极。

然而，外向、内向与成功之间究竟是否存在必然的联系？内向是一种病吗？内向者就注定失败吗？答案是否定的。内向和外向究其根本，不过是人类性格的不同表现而已，一个是外放型的，一个是内敛型的，没有绝对的好坏优劣之分。用一个形象的比喻来讲，外向的人总是在不停地尝试不同口味的食物，而内向的人则总是不慌不忙地品尝自己喜欢的食物。

其实，每个人身上都潜藏着外向和内向两种性格特征，只不过在人际交往中有的人更多地表现出外向的性格特征，有的人表现得比较内向而已。我们生而不同，这很正常。所以内向并不是一种病，相较于改变，也许内向更需要得到尊重和理解。

第一节　被动攻击型人格

杨硕在一家制药厂做推销员，最近他被领导降级后，时常在家里喝酒生闷气，也不去上班。妻子看在眼里急在心里，于是就找他们共同的好朋友陈雨来帮忙。

陈雨没事时总喜欢看一些心理学方面的书籍，在听了杨硕妻子反映的情况后，就前往杨硕家，想约他出来聊聊。起先，杨硕认为被降级是一件非常丢脸的事，不想在这时去见陈雨。后来在妻子的百般劝说下，他才勉强答应。

让人意想不到的是，见面当天，杨硕一看到陈雨就非常生气地对她说："你是不是看我被降级了，特地来讽刺我的？看我的笑话？"这话把陈雨噎得说不出话来，她感觉自己真是好心被当成了驴肝肺，为什么要多此一举。于是她扭头就走，留下杨硕一个人在餐厅里坐着。

但等陈雨平静下来后，她回想刚刚杨硕的行为举止，又仔细回忆了自己曾经看过的心理学方面的书，想到杨硕可能是"被动攻击型人格"，如果不和他好好沟通，他的问题是不会得到解决的。于是她决定回去再看看杨硕的表现，如果自己分析得不错，此时他应该正坐在餐厅中发呆，心里或许还有些悔恨。果然，当陈雨再次走进餐厅时，看到杨硕一个人面无表情地坐在座位上。

陈雨在他对面坐下后，耐心地对他说："我们是朋友，你出了事，我怎么可能专门来嘲笑你呢？"杨硕后悔地说："请你原谅我刚才的行为，我只是心里有怨气，抱怨妻子逼我来见你，并不是有意针对你。"陈雨轻声细语地问："你能不能告诉我，在工厂里究竟出了什么事？你为什么会被领导降级？又为什么不去上班？"杨硕答道："其实不是我不想上班，是他们针对我，有意刁难我。"

陈雨继续追问："他们为什么要刁难你？你觉得自己的工作表现和成绩如何？"杨硕答道："我也不是很清楚，应该还行，至少我已经尽自己最大的努力去做了。"陈雨接着问："既然这样，为什么厂领导会把你降级呢？这是不是说明你这段时间其实工作效率并没有那么高？"杨硕听后，语气有些生硬地答道："这也不能怪我，我觉得自己并没有哪里做得不好。是那些领导太过专制，他们都是一些老顽固，听不进别人的一点意见。每次他们让我做什么，根本不许我提出一点想法。后来我就什么都不说了，只要我觉得不对就不再去做。"随后陈雨又问了他一些其他问题，然后两个人的交谈就结束了。

告别杨硕后，陈雨又和他的妻子取得了联系。在电话中，杨硕妻子对陈雨说："虽然你是我们的好朋友，但是杨硕平时在你面前的表现并不是他本来的样子。在工厂，每次领导给他分配任务，他总是什么都不说就接受。但他会在背后抱怨领导，又或是不好好工作，也不把领导的安排当一回事。甚至有一次在订货会上，他还迟到了一整天，导致工厂损失严重。他平时在家也是如此，总觉得自己是对的，不管你说什么，他虽然不会正面和你冲突，但往往答应得好好的，然后就撒手不干，这样做其实比正面争吵还要气人。"

杨硕的行为表现其实是典型的"被动攻击型人格"。他不会主动、明确地表达自己的不满情绪，而是在背后说出攻击性的言语，做出攻击性的动作。他的反击是被动的、消极的、"阳奉阴违"式的，而这种反击模式的根源是基于他的内向性格和自卑倾向。

"被动攻击型人格"总是多情的，因为太过敏感，需要加强练习钝感力。从心理学角度来讲，这是一种比较隐蔽而被动的行为方式，表现为一种强烈的攻击型人格障碍。患有这种人格障碍的人在面对别人的提议时，会毫不犹豫地表示"可以""好""没问题"，但是一旦等到行动的时候，却又会拖延、推诿，甚至充满敌意和攻击性。比如，杨硕故意迟到、故意不上班、故意刺激陈雨等。

他们不能为自己的不满情绪找到合理的宣泄途径，而是将其隐藏起来，随后采取只有自己了解的方式达到宣泄的目的，进而取得心理上的一种平衡。事实上，他们的这种表现恰好将自己的幼稚、自卑和消极抵抗情绪暴露无遗。

"被动攻击型人格障碍"主要表现为：情绪起伏不定、令人捉摸不透；行为举止非常刻意；对于规则、制度、权威等没有正确的认知；对于自我能力和表现有着强烈的不满；在人际交往过程中总是处于矛盾的状态。他们多数内向、孤独、冷漠，在面对别人的好意时，常常会反驳"凭什么要听你的"，不仅让别人尴尬，也暴露出自己内心的自卑与顽固。

但从另一方面来看，这恰恰也是他们强烈渴望认同感与获得关注的一种方式。为了保护自己自卑、脆弱的内心，他们常常将自己包裹在厚厚的铠甲中，将被动的状态转化为消极的攻击，从而避免伤害。他们就像刺猬，别人稍一靠近，就会紧张地竖起自己的尖刺，而他们内心的柔软却鲜少展示。在他们的生活里，充满了不安全、抱怨和对立性的攻击。

静静是个自卑的女孩，小时候，妈妈总是唠叨她太内向，并且在外人面前也是毫不避讳地说她，这让静静感到非常压抑和难过，而且变得越来越自卑，越来越不会说话和交际。慢慢地，她变得非常敏感，别人一句无心的话都可能让她难过很久，她还会因此竖起自己尖锐的"刺"。对此，有的同学说她："看着挺内向文气的一个女孩，说话怎么老是带刺呢。"

像杨硕和静静这样"被动攻击型人格障碍"的人，如果程度较轻可以着重从以下几个方面进行心理上的自我调整：

第一，在家人和朋友的帮助下，敞开心扉，坦诚地表达自己。找出自己的优点和缺点，确定自己最想达到的目标。

第二，明确自己是一个独立的个体，虽然有的地方不如别人，但也没有必要一味地委屈自己，取悦别人。每个人都有说"不"的权利。当然，在说"不"之前，首先要确定自己的真实想法，确定自己真正喜欢做什么、不喜欢做什么。

第三，学会合理地疏导和发泄自己的情绪，避免使用一些过激的方法。

第四，当自己不十分认同别人的观点时，要给对方机会进行解释，而不能直接否定，以免引发不良后果。

第五，也是最重要的一点，"被动攻击型人格障碍"的人应当树立自信，不要故步自封，沉浸在自我的世界中。如果一直不与其他人沟通交流，那么和这个世界的分歧就会越来越大。

第二节　自卑与自负

内向的人多数拥有聪明、沉稳、喜欢思考等特质，这些特质能够帮助他们超越外向的人，最终成为各个领域的精英人士。如果一个人具备内向性格，那会是一笔非常宝贵的精神财富。但从另一个层面来看，内向的性格有时又是"心理疾病滋生的温床"，其中最为明显的就是自卑。

关于自卑，心理学家阿尔弗雷德·阿德勒对其有特殊的解释，他认为："我们每个人都有先天的生理或心理缺陷，而这也就注定了每个人的潜意识中多多少少都有自卑感的存在。这也被叫作自卑情结。"

除此之外，对于自卑，阿德勒采取了两种相联系的用法，他认为："首先，自卑情结指以一个人的自卑观念为核心的潜意识欲望、情感所组成的一种复杂心理。其次，自卑情结指一个人由于不能或不愿进行奋斗而形成的文饰作用。自卑情结是由婴幼儿时期的无能状态和对别人的依赖引起的，对人有普遍意义，是能驱使人成为优越的力量，但又是反复失败的结果。自卑情感，可以通过调整认识、增强自信心和给予支持而消除。"

在现实生活中，自卑者的主要表现有：没有形成客观的正确的认识，在人际交往中常常处于劣势地位，而且极度缺乏自信。不论别人说什么或者做什么，他们都会赞同、附和，不能明确表达自己的情感和心理诉求。这种自卑的心理又使他们极度敏感，一旦出现什么错误，就会认为是自己造成的，进而更加内疚、自责。

吴杰是北京一所重点大学的大二学生，自从来到这里，他的自卑倾向就一天比一天严重，原本就内向的他变得更加沉默寡言。原来，他的家乡在中部地区一个偏僻的小县城，他的父母是非常朴实的农民，家庭条件不是特别好。他虽然是以市第一名的身份进入这所学校的，但当他在第一堂大学英语课上听到其他同学地道的英语发音，他之前十几年塑造的自信心立刻土崩瓦解了。

从那天起，他每天早起在校园僻静的角落里苦练口语，但依然会被室友打趣，说他再怎么练英语口语还是有浓浓的乡音。这让他更加不敢在别人面前开口讲英语，也不敢用英语与他人进行交流。

此外，由于家庭经济条件不好，吴杰会在同学叫他一起出去玩时婉言拒绝，几次之后就再也没有人叫他一起出去玩了。不久，班里开始有了"吴杰不合群""吴杰家里特别贫困"等传言，这让吴杰感到非常窘迫和难堪。

为了掩饰和改变这种状况，他开始向父母撒谎要钱，然后和同学们一起去吃喝玩乐，追求所谓的高档生活。有时，他也会外出打工赚更多的零用钱。但是这些努力都没有让他摆脱贫穷和自卑，也没有赢得同学们对他的尊重。他反而因为欺骗了父母，心中更加自责。

他感到非常无助和绝望，认为自己无论怎样努力都没有办法改变现有的一切，未来可能都要生活在这种自卑中。

其实，就吴杰的情况而言，他属于适应障碍伴随的自卑。进入大学时，他有着市第一名的身份，这就意味着在此之前的学习和生活中，他深受老师、同学以及家人的喜爱。而进入北京这个大城市后，首先，英语口语发音不标准的问题，严重打击了他的自信心；其次，在与同学们相处时，他第一次意识到自己的不足，对于这个城市所有的一切自己都显得格格不入。

受到这种挫败与落差的双重打击，再加上同学们的冷嘲热讽，他心中的自卑不断加重。

正如吴杰所表现的那样，有自卑感的人总是极度轻视自己，认为自己无论哪方面都没有办法超越别人，认为自己一无是处。心理学家阿德勒认为，自卑是一把双刃剑，如果处理得当，运用正确，它会帮助人们克服并超越自卑，去寻求一种优越感，进而取得成功。然而，如果处理得不好，就极有可能演化为不同的心理障碍或心理疾病，如抑郁、躁狂、强迫等，而自负也是后果之一。

自卑和自负就像一枚硬币的正反两面，它们分别是人类情绪的两个极端，稍不注意，就有可能互相转化或相互融合，让人变得更加矛盾复杂。内向的人容易将自己置于自卑与自负两种自我认知的极端倾向中，封闭自我，拒绝或不屑与别人交流，但同时又极度渴望交流。因此，自负是自卑的另一种极端表现。

谢婷婷也是一名大二学生。她不但长得漂亮，而且从小学习舞蹈，身材很好，看起来非常有气质。与家里贫穷的吴杰不同，谢婷婷的家庭非常富裕。她的父母亲共同经营着一家大型企业，因此她每个月都有充足的零用钱。

谢婷婷在进入大学后顺理成章地加入了学校舞蹈队，并且凭借长相和身材获得了众多男生的青睐。这让谢婷婷骄傲不已，她认为自己气质这么好，又这么会打扮，是时尚的宠儿。因此，她慢慢地开始对班里一些女同学的穿着指手画脚。她时常当着众人的面说某个女同学穿衣服没有品位，甚至很低俗，等等。

不仅如此，她还会在众人面前公然谈论某个曾经追求她的男生，说对方只知道送花、请吃饭等自己看不上的方式，除了献殷勤之外什么也不懂，自己对这些根本不屑一顾。

在宿舍里，她总是趾高气扬地让室友为她拿东西或是做其他事情，仿佛全世界的人都应该围着她转。在舞蹈队同样如此，对于自己不擅长或不熟悉的事，她也总要横插一杠。当别人对她提出不满的意见时，她就会认定那是别人嫉妒自己，不予理睬。

对于谢婷婷的这些行为表现，我们可以将其认定为自负。一般来说，自负的人都过分高估了自己在生活中的能力和水平。不同于自卑，他们通常拥有过度的自信，凡事以自我为中心，对别人的一切均采取不信任和不关心的态度。

自负性格的形成原因非常复杂，如家庭溺爱的教育方式，常常会让孩子在人际交往中自视甚高，不把别人放在眼里，更不懂得尊重别人。但是，归根结底，潜藏在自负者心底深处的是深深的自卑感。他们从一个极端走向另一个极端，像"被动攻击型人格"那样，他们通常会采用一种"外强内弱"的形式来掩饰内心的虚弱无力。比如，上文中的谢婷婷，虽然父母经营一家大企业，有着花不完的零用钱，但是，她从小很少能见到父母，更不要说在他们面前撒娇了。她有钱，但没有父母的关爱和呵护。其实，她很羡慕那些有父母陪伴的孩子。正因为羡慕，因为自己得不到，在极度强烈的自尊心的驱使下，她选择以自负的表现来保护自己。

第三节　安全感的真实面目

田红和陈明是好朋友，田红非常娇小可爱，而陈明则长得高高大大，因为有些胖，让她看起来显得强壮。但是，让很多人想不到的是，这两个人在一起的时候往往是娇小的田红胆子更大一些。比如，晚上跑步，有时陈明在忙其他事情，田红就会一个人在街道上奔跑。而当田红有事不能和陈明一起跑步时，陈明宁愿待在家里，也不愿独自去跑步，更不会一个人出去闲逛。

田红曾对陈明的这一表现非常疑惑，她问陈明："你为什么不能自己一个人去跑步呢？"陈明简单明了地回答："因为害怕呀。"田红更加疑惑了："街道上灯光那么亮，你害怕什么呢？"陈明说："不知道，就是很害怕。说来也奇怪，有时候你说晚到一会儿，让我先去跑，我就没有那么害怕。因为我知道，你一会儿就会过来。或者有时候你比我跑得快，我们相隔一两条街道，我也不会害怕。因为我知道，不管出了什么事，只要我大叫一声，你就会赶过来。可是如果你晚上不和我一起跑步，我就会很害怕一个人出门。"

听完陈明的这番叙述，田红无奈地笑着说："瞧你长得这么安全，应该是人家害怕你才对吧。"陈明答道："话虽如此，但我就是害怕，而且没有办法克服，也许是因为缺乏安全感吧。"田红若有所思地点头道："有道理，你心中所谓的安全感，大概就是知道我会来，即使暂时只有你一个人。或者你知道我就在旁边，即使和你有一定的距离你也会心安。"

安全感一词，最早出现在心理学家弗洛伊德的精神分析学说中，主要包括两个方面，即精神层面和物质层面。在弗洛伊德看来："冲突、焦虑、防御机制等都是由个人幼年及成年阶段某种欲望的控制与满足方面缺乏安全感造成的。"而弗洛伊德作为人本主义精神分析学家，在他的研究中，非常重视家庭教育在儿童成长过程中产生的重要影响。他认为，儿童在幼年时期非常依赖父母，他们的安全感主要来自父母的陪伴和照顾。而随着年龄的增长，他们必须离开父母，独自面对社会。这种成长过程中的变化会让他们时常感到孤独和不安，而适应能力和自我调适能力较差的人，这种感觉尤为强烈。

一个人缺乏安全感，从某种程度上来讲，他的心理成长就会呈现出一种停滞状态。而那些有安全感的人，往往会追求更高层次的需要，更容易实现自我价值和满足感。在此，我们需要借助马斯洛的需求层次理论来进一步分析。

人本主义心理学家马斯洛对安全感这一心理学概念进行了更为

详尽的研究。他在分析了具有安全感和缺乏安全感的个体表现后，得出了一系列影响至今的重大结论：

第一，在儿童时期的安全感形成因素中，父母有着相当重要的地位。而安全感和儿童后期神经症的发病，有着密切的关系。

第二，在决定一个人心理健康的因素中，安全感同样有着至关重要的作用。它甚至可以被看作心理健康的"代名词"。对于缺乏安全感的人而言，外界事物的大多数影响在其看来，都是以一种不安全的形式出现和被解释。他们多为内向、自卑的人，在人际交往中经常以敌对，甚至是"恶意"的情绪揣测别人。而具备安全感的人，对一切刺激物都有较高的接纳感和包容度，他们为人处世更为乐观和热情。

第三，马斯洛提出了著名的需求层次理论，他认为在人类生存的过程中，除空气、水、食物、性等一些基本的生理需求外，还有一些层次更高的需求。他将这些需求概括为不同的需求层次，即生理需求、安全需求、爱和归属感、尊重和自我实现。当一个人满足了较低层次的需求，即生理方面的需求之后，第二层次的需求便会自然而然地凸显。而心理上的安全感主要指的是"一种从恐惧和焦虑中脱离出来的信心、安全和自由的感觉，特别是满足一个人现在和将来各种需要的感觉"。马斯洛在其心理学研究的后期，甚至还将"个体要有充分的安全感"作为心理健康的第一条标准。

对于普通人而言，所谓的安全感就是我们在社会生活中那种安定的感觉。安全感常常由于个体的不同而依据不同的事物和条件分别建立，而这些事物和条件会成为构建自身安全感的重要来源。一旦它们出现崩塌，安全感就可能随之消失。而如果这些事物和条件一直能维持较为稳定的状态，那么安全感也将持续而稳定地存在。

这种"一脉相系"的关系影响着内向的人，女孩子表现得尤为明显。内向的女孩子无论生活还是爱情和外向的人相比，她们普遍缺乏安全感，有的人甚至还会因此影响正常的人际交往。

她们没有随着年龄的增长而去寻找全新的安全感来源，而是仍然依赖着之前那些能给自己带来安全感的事物。这样的依赖会让她们与自身的真实需要产生较大的距离。比如，一个女孩子有着严重的"恋父情结"，她希望恋人能够代替父亲的角色，像父亲那样宠爱、包容自己，而一旦恋人没有那样做，她就会认为恋人不再爱她，在爱情中丧失安全感。

尹慧是一个 30 岁的大龄女青年。她身边的同学朋友都相继步入了婚姻的殿堂，其中有一个高中同学，孩子都已经 6 岁了，这些都让尹慧在工作之余感到深深的焦虑。

于是她邀请闺密到咖啡厅相聚，帮忙分析自己的状况。她向闺密诉苦道："我真羡慕你们啊，论学历，我是研究生毕业，不算差。论长相和身材，我虽然不像明星那样出众，但也算面容姣好。论性格和脾气，我这么温柔，又会做饭，简直是'上得厅堂、下得厨房'

的现代贤妻良母，可是为什么我总是遇不到一个合适的人呢？"

闺密赵恩听后哈哈大笑，然后问她："对呀，正如你说的那样，既然你这么优秀，可是为什么这么多年就是没有谈恋爱呢？你有没有想过问题究竟出在哪里？"尹慧低头沉思了一会儿说："在我小时候，因为父亲出轨，我的父母离婚了。后来我和母亲相依为命直到现在。其实，我一直都不敢相信那么恩爱的夫妻会离婚，而且父亲对母亲总是百依百顺，对我也是慈爱有加，这样的人竟然会出轨。这让我很害怕，害怕自己也会像母亲那样，遭遇爱人的背叛。每次一想到恋爱和婚姻，就会有一种不安全感笼罩在心头。赵恩，我似乎没有办法说服自己去相信一个男人。"

在现实生活中，像尹慧这样的女孩子越来越多，因为曾经在情感中遭遇过背叛或挫败，因而在面对一段新的感情时畏首畏尾。她们的内心深处是敏感、细腻、渴望被爱的，但同时她们缺乏安全感，害怕被背叛。

另外，还有一种女孩总是不够自信，觉得对方太优秀，自己配不上，进而在感情中缺乏安全感，总是患得患失，不能很好地享受爱情的甜蜜。如果仔细观察那些缺乏安全感的人，会发现她们大多处于一种焦虑不安的状态，她们害怕现在，也害怕未来；害怕付出，也害怕得到，她们总是无法尽情地享受当下拥有的美好情感。

因此，对于那些内向而缺乏安全感的人来说，应当明白与其终日生活在惶恐不安中，不如鼓起勇气给自己和别人一个机会。缺乏安全感的人不能将改变的希望寄托在别人身上，需要为自己的幸福多做一些努力，多付出一些实际行动，而不是一味地逃避和倾诉，将"缺乏安全感"作为习惯性的借口。毕竟，世界上最大的安全感不是拥有金钱，也不是找到一个人来守护自己，而是不再依赖别人，相信自己的能力，让自己在成长过程中通过努力赢得尊重和自信。安全感只有自己能给予自己，别人只能在我们获取安全感的过程中给予指引、鼓励和陪伴而已。

第四节　并不全是你的错

年岁渐长，在经历了一些事情后我们会发现，"你以为外面有谁，其实全是你自己"这句话简直太形象了。归根结底，人的一生主要是和自己相处，和自己做斗争。在这个过程中，我们必须学会和自己的各种情绪磨合并且适应它们，必须尝试着压制自己的一些欲望，改正软弱、懒惰等各种不良习惯，必须不停地反省自己并且重新认识自己，将自我推翻后重建。最终历尽磨难，才有可能成为自己想要成为的样子。

青年电影人左刘季一曾经说过："不要总在否定自己的过去。若如此，你的一切今日，将成为永远被明日否定的昨日。"但是，总有那么一些人，在和自我斗争的过程中走向了另一个极端，他们会将所有的错误揽在自己身上，不能原谅自己。

他们不信任自己，也不相信别人对自己的肯定和表扬。他们最常说的话是"我做不好""我做不到""我太没用了"，用言语为自己的心灵和行为套上无形的枷锁。同时，他们也给自己的心灵之门挂上一把沉重的锁，将自己和外界世界隔离开来，沉浸在对自我的否定中无法自拔。

某天，蓝天心理咨询室来了一个女孩，她刚走进咨询室，便痛苦地对咨询师莎莉说："你快救救我吧。我觉得自己简直一无是处，看不到一丝活下去的希望。"莎莉听了连忙站起来安抚她，让她坐下后说道："希望你可以冷静一下。既然你来到这里，那么请你相信我一定会帮助你。不过，你能否告诉我应该怎么称呼你呢？"

女孩听后不好意思地笑了，说道："对不起，我实在太痛苦了。您可以称呼我阿迷。我是一名银行职员，但是我觉得自己无论做什么都做不好。我很讨厌自己，心里感觉非常压抑痛苦。"

这时莎莉关切地问道："你能具体描述为什么会产生这种想法吗？大概是从什么时候开始的？"阿迷说："其实我小时候不是这样的，大概在 6 岁之前，我可以说是家里的小公主，妈妈和姥姥都非常疼爱我。后来，爸爸因为工作从外地调回了县城。但爸爸脾气非常暴躁，由于之前常年不在家，我和他不是很亲近，所以爸爸并没有像妈妈那样宠爱我，反而总是用成年人的标准苛责我、打骂我，而且不允许妈妈和姥姥插手。"

说到这里，阿迷的情绪有些激动，莎莉赶紧安抚她说："别激动，慢慢说，后来怎么样了？"沉默了几分钟后，阿迷继续说道："后来弟弟出生了，爸爸对我更加严厉。记得弟弟3周岁生日的时候不小心摔倒了，爸爸当着家里所有亲属的面骂我'没用的家伙，长得这么丑，连弟弟都看不好，难道以后还能指望你吗？'我稍一回嘴，爸爸就动手打我。从那以后，爸爸更不喜欢我了，喝醉酒后，总是说我越长越丑，一无是处。他还不让我和同学们一起玩，原因也是我长得太丑，不配和他们一起玩。"

此时，阿迷已经泣不成声。说出这样一番痛苦的经历，她需要鼓起多大的勇气啊！莎莉轻轻抚摸着阿迷的肩膀，并给她递去纸巾。因为她知道阿迷压抑得太久了，需要发泄一下。

终于，半个小时后阿迷的情绪渐渐平稳下来。她抬起头对莎莉说："谢谢老师，哭出来感觉舒服多了，我们可以继续了。"莎莉说："好的。那么，接下来你在学习和工作中又遇到了哪些事，让你变成刚刚进门时的崩溃状态呢？"

阿迷继续说道："后来我觉得自己是不是真的像父亲说的那样越长越丑？不然为什么小时候大家都把我当小公主，如今却越来越不喜欢我了呢？从小学、初中到高中、大学，我一直都是班里最孤僻的学生。不管别人说什么，我都会感到很自卑。总觉得自己长得丑，而且性格内向，不善于交际，不像其他同学可以谈笑风生。有时候，我自己都不想和自己做朋友，也不敢和自己喜欢的男孩子说话。我的学习成绩不是那么出众，所以老师对我也没有特殊关照。想到这里，我就会觉得自己的生活完全没有阳光，也非常不解，自己为什么会变得这么糟糕？"听到这里，莎莉终于找到了阿迷的心理症结。

其实，阿迷更需要的是一些正面积极的鼓励和引导。在她爸爸从外地回来之后，她一下子从小公主变成了"一无是处"的孩子，这种落差对她而言是一种很大的刺激。尤其在后来的日子里，处于成长期的阿迷一直被爸爸否定和打击。一直生活在被否定的环境中，使她的心态发生了改变。为了获得爸爸的喜爱，她不断地反思，想做得更好，但适得其反，得出了"是自己不够好""都是自己的错"的结论。她陷入自我否定的旋涡，认为自己真的什么都不行，什么都做不好。

随后，莎莉为阿迷开出了第一张"药方"——"晚上回去后，在纸上写下自己的优点。至少写出 10 条，每天都要朗读几遍。"莎莉老师的这个"药方"让阿迷有点摸不着头脑。

最初，她坐在书桌前根本无从下笔。后来，她尝试着鼓起勇气写上一条，然后再写两条、三条……在写的过程中，她渐渐发现自己其实是个很有上进心的人，而且自己笑起来有两个可爱的小酒窝，说话的声音也很好听，等等。写完 10 条后，阿迷却有些不好意思了。

她想自己是不是太过自恋了，她怎么会有这么多优点呢！但是，她依然将写出的 10 条优点大声地朗读了几遍。结果，那天晚上，她睡得特别香甜。

此后，她又去莎莉老师那里进行了几次咨询，慢慢地，她变得开朗、自信、大方了。而记录并朗读自己优点的习惯，她也一直坚持着。

其实，在现实生活中，阿迷并不是个例，我们身边很多人都有和她相似的遭遇。由于各种各样的原因，无论什么时候，无论做什么事情，还没有迈出第一步就先急于否定自己。其实如果用辩证的观点来看，自我否定不仅是一种手段，也是一种方法和动力，表现为对自身缺点和不足的坦诚相待。

但凡事过犹不及，如果一个人经常将"我不行"挂在嘴边，长期被这种情绪感染，就会成为一种生活常态，并在社交、人际等方面出现不同程度的障碍，很难享受到生活的乐趣。

特别是那些内向的人，即便自己很优秀，但在遇到某些事或某些人时，往往会表现得没有自信。尤其在犯错之后，总会产生更多的愧疚和自责，最终导致对自我能力的全盘否定。所以，自我否定并不是否定人生的全部，而是从某个角度出发，学会自我批评，敢于自我否定，从而形成自己独特的个性。

那么，对于像阿迷这样的人，除了积极寻求心理医生的帮助和寻找自身优点之外，还必须明白的是：第一，人无完人，可以容许自己有缺点，容许自己失败，接受自己所具有的本性和现有的状态，容许自己有一些不良的情绪和不好的表现。毕竟世界上最成功的运动员，可能也是世界上失败次数最多的运动员。第二，学会适当结合自我肯定和自我否定。第三，勤加锻炼，多与别人接触。厘清思路，看清自己存在的根本问题，脚踏实地，努力改变自己。第四，也是最重要的一点，必须接受不完美的自己。无论是对自我还是对别人，都要有一个正确的认知。既要看到别人的优点，也要看到自己的优点，而不是一味地肯定别人，否定自我。让焦虑的自我正视存在的种种状况，哪怕有些状况真的很糟糕，也不要忘了告诉自己：慢慢来，别着急。

第四章 我们因何迷茫

在一次作家的聚会上，侨居巴黎的美国女作家格特鲁德·斯泰因对海明威等人说："你们都是迷惘的一代。"后来，海明威将这句话作为他长篇小说《太阳照常升起》中的一句题词。从此，"迷惘的一代"成了这些虽无组织但有相同创作倾向的作者的称谓，这个词也慢慢被文学界接受。而格特鲁德·斯泰因当时之所以这样说，是因为包括海明威在内的一批作家在第一次世界大战中奔赴欧洲战场，亲眼看到了战场上的厮杀，而后对自己曾经迷恋的"英雄情结"产生了怀疑。经过战争洗礼的他们，怀揣着内心的伤痛开始寻找生活的真正意义，所以在他们的作品中充满了迷茫、悲观的情绪。

如今，这样的迷茫情绪弥漫在现代人中，尤其是年轻人，他们内心的迷茫表现得尤为明显。小时候，我们对于未来要走的每一步似乎都是那么明确。小学、初中、高中、大学，然而这份笃定随着大学的结束而结束。

大学毕业后，我们告别了校园，离开了家人的庇护，走进社会，在现实的挫败和打击下，逐渐对自己曾经向往的那些梦想产生了怀疑。原来，当梦想照进现实，对于还没有准备好的我们而言，是这样残酷的事。迷茫，我们究竟因何迷茫？为逝去的青春？为遥远的梦想？还是为赤裸裸又血淋淋的现实生活？

为什么会迷茫？因为我们还年轻、有梦想；因为快速发展的时代有太多的诱惑；因为在成长的过程中，我们靠近别人，同时逐渐迷失了自我，忘记了最初启程时的方向；最重要的是，我们缺失了生命的信仰。但是，时间终会告诉我们，不如热情地享受当下的一切，毕竟迷茫也是青春的一种色调。

第一节　有种青春叫作迷茫

青年作家刘同凭借一本《谁的青春不迷茫》而被人们熟知，他选取自己从 20 岁到 30 岁这十年间的日记，打造出一本 15 万字的描写青春的作品，用自己的经历来鼓舞正处于迷茫的人们。

在书中他写道："当我们尽力把悲观的事情用乐观的态度去表达时，你会发现迷宫顺着走到出口能遇光明，倒着回到出发点一样光亮。我们都一样，正处于期盼未来，挣脱过去，当下努力的样子。有狼狈，有潇洒，但更多的是不怕。不怕动荡，不怕转机，不怕突然。谁的青春不迷茫，其实我们都一样。"是的，在这个世界上，有种青春叫作迷茫，而谁的青春又不曾迷茫？

潇潇如今在一家国有企业工作。在她小时候吃过饭后，大人们都会坐在一起说笑，孩子们则在一旁嬉戏打闹。有时，大人们会一起逗这些孩子。其中最常问的一个问题就是："你们的梦想是什么？"孩子们的答案五花八门，有的说要当科学家，有的说要当老师，还有的说要开公司……

而潇潇的答案却从来没有改变过，她总会昂起骄傲的小脑袋，大声说："我以后要做一个快乐的人！"大人们会哈哈大笑，父母则会在回家以后责怪她没出息。那时的她不懂什么是没出息，她只是希望能一直快乐地生活着，这是多么美好的事情啊！

正是抱着这样的想法，不管是在简单的小学，还是在复杂的初高中，潇潇都如她自己所希望的那样，一直努力做一个快乐的人。她是父母和朋友的开心果，性格开朗大方，不会和其他人斤斤计较。虽然她的学习成绩不算特别优秀，但她凭着活泼的性格成为全班最受欢迎的人。考上大学后，潇潇仍然保持着这种开朗的性格。

但在毕业实习的过程中，有个女孩却在背地里说她的快乐都是假装的，说她其实是"假单纯，真心机"。这让潇潇有些无法接受，她去找那个女孩理论。但对方竟不屑一顾地说："这还用我说吗？你自己想想，你身边还有几个人像你这样单纯、不谙世事？我们都多大了？你可能是真的单纯吗？"

一时间，潇潇竟然无言以对。她想起前些日子男朋友提出分手时说："潇潇，你必须长大了。我不想在背负着毕业压力的同时，再带上你这个拖油瓶。"潇潇哭着说："可是当初你不是说，就是因为我的单纯才喜欢我的吗？希望可以和我在一起做快乐的人。"男朋友说："没错，我是说过那样的话。但是潇潇，做快乐的人并不意味着拒绝长大。"

这两件事发生之后，潇潇毕业找工作时又发生了种种事情，让她不得不静下来反思自己。结果她发现自己虽然每天快快乐乐，但对于未来却很茫然。她不知道自己适合做什么，喜欢做什么，能够做什么。

看着身边的同学一个个都找到了不错的工作，看到儿时的伙伴有的考取了研究生，有的已经成家立业，潇潇突然意识到除了快乐，自己一无所成。她想不明白，追寻快乐有错吗？为什么他们都那么清楚自己要做什么工作呢？在毕业和成长面前，潇潇已经搞不清自己的人生追求究竟是什么。她对自己一直坚守的信念产生了怀疑，怀疑它的价值、合理性和实现的可能性。最终，她陷入无尽的迷茫之中。

迷茫，是成长过程中必然会经历的。我们会因为迷茫而萎靡不振，怀疑人生，怀疑自身的价值，甚至怀疑周围的一切。在人生的转角，面临选择时，迷茫也成了我们为生存而付出的代价。对于初入大学或是大学刚毕业的人来说，他们的迷茫总是较别人更复杂些。但正是迷茫，让他们在穿越迷雾之后快速成长。

和潇潇面临的迷茫不同，王红则是在踏入大学校门时就非常迷茫，她没想到大学原来如此轻松、自由。轻松得让她这个一直埋首题海的好学生感到失落与恐慌。

原来她已经习惯了高中三年每天早起晚睡、做题背书的高强度生活。她的生活，就算是回到家里，也是看课本、温习功课、做作业。她几乎没有想过要玩什么。在过去的日子里，书和笔就是她最好的朋友。而在大学校园里，军训过后，每天除了为数不多的几节课，总有大把的时间供她支配。

但她却不知道要做些什么。没有作业，也不需要预习和复习，去图书馆也不知道想看什么样的书。看着同寝室的室友们每天不是趴在床上看视频、聊天，就是出门逛街、唱歌、吃喝玩乐。她想，那样的生活有什么意思呢？难道这就是大学生活吗？对此，她感到非常迷茫。

终于熬到国庆节放假，她迫不及待地回到家里，把自己的迷茫和困惑告诉了妈妈。妈妈认真听完后告诉她："红红，你之所以如此迷茫是因为之前的考试是为了升学，而考大学是你奋斗的目标，你努力的每一步都是为了实现它。而现在你上了大学，既没有考级考研的压力，又没有寻找工作的压力，所以生活一下子变得轻松了，而你还停留在高中紧张的生活氛围中，迷茫也是正常的。"

王红听后感觉妈妈说的确实有道理，就接着问道："妈妈，那我现在应该怎么办呢？我不想像室友那样整天吃喝玩乐。"妈妈说："那你可以试着重新寻找一个目标，比如报一个感兴趣的社团或者学习班。行动起来，让自己走出迷茫，而不是站在原地徘徊。"

听了妈妈的一席话，王红很有感触。假期过后，返回学校的她报名参加了志愿者协会和话剧社。她的生活开始变得忙碌而充实，她也认识了很多新朋友，这让她感到不再迷茫。

所以，对于很多人来说，迷茫是一种生活常态。或许此刻它消失不见，但谁也无法预见什么时候它会再次出现——也许是在信念被打碎时，也许是在我们进入一个全新的环境、开始一种新的生活时，也许是在绝望时。但是不管何时，我们都应当接纳迷茫的情绪，调整心态和目标，努力让自己做好当下，而不是站在原地，抱怨遥不可及的未来。

第二节　迷茫并不全是坏事

陆瑶是一名教师，当初之所以选择这份工作，一方面是因为家人希望她毕业之后可以回到家乡成为一名教师，毕竟在他们的心里，教师在社会上有着不错的声望，同时每年可以享受寒暑假这两个长假。对于女孩子来说，这确实是一份非常理想的工作。另一方面则是她大学时的男朋友恰好在她的家乡工作。因此，经过一番努力之后，陆瑶如愿以偿地回到家乡，成为一名小学语文教师。

但让她没想到的是，半年之后，男朋友突然提出分手，原因是两个人性格不合适，认为自己配不上陆瑶。这是一个多么敷衍的分手理由，陆瑶当时感觉天都要塌下来了。

她不明白他们的感情究竟是哪里出现了问题。她一次次去找男朋友想问个明白，但得到的都是同样的答案。后来那个男生索性避而不见，伤心的陆瑶在工作时有些恍恍惚惚，最终决定请假回家休息一段时间。这时她才感觉自己其实并不喜欢教师这个职业。她想辞去教师这份工作，但又对辞职之后的未来感到茫然。

后来，在好朋友李密的劝说下，她终于决定结束终日以泪洗面的日子，毕竟这样下去不能解决任何问题，反而会让迷茫和伤感的情绪在独处的时光中发酵，心情也会变得更加悲观和消沉。因此她取出所有的积蓄，开启了新的旅程，她选择了一种较为原始的方式来救赎自己，那就是徒步旅行。

她用脚丈量了从杭州到拉萨几千公里的土地。旅途中，有时会有同行的人，但大部分时间只有她自己。在将近3个月的徒步旅行中，过往的一切似乎都化作了一缕青烟，消散而去。

她决定回家后备考研究生，继续念书，成为一名研究古代文学的专家，因为她从小就喜欢音律美妙的古诗词。她想起当初填报中文系的初衷，发现自己内敛、安静的性格更适合做研究。她觉得自己好像重生了，迷茫悄然散去。

对于陆瑶来说，她因为分手和工作而迷茫，并为此感到消沉无助，但是她没有沉浸其中不能自拔，更没有一蹶不振。相反地，在朋友的帮助下，她选择徒步旅行，一个人孤独地行走，在旅途中对自我的能力和期待有了更清晰的认识，对于过往的一切也能坦然接受，最终成功找到了自己的人生方向，因此对未来充满了前进的动力和激情。

从这点来看，迷茫也并不完全是坏事。重要的是，我们如何看待迷茫。如果你将迷茫看作对自己不良状态的一种警示，进而努力改进和修正，那么，偶尔的迷茫会让你对未来有更加清晰的认识。如果你一味沉浸其中，对迷茫采取消极抵抗的态度，认为自己当下不可能再改变，只是一味地抱怨，那么，迷茫只会让你的人生变得越来越糟糕。

刘文是一家杂志社的编辑，她虽然已经工作了将近 3 年，但是她的工作能力似乎还不如刚毕业的大学生，经常会因为做错事而被领导批评。每次受到批评后，回到家里她就对着父母或是到网上发泄、抱怨一番，还会自我安慰："虽然现在没有合适的机会，等有了更好的选择，我一定会立刻离开这里。"

她从来没有想过改正自己的缺点，更没有想过如何提升自己，避免下次再犯同样的错误。她总是在网络社交平台上发布"真不知道自己究竟能做什么，太迷茫了"这类的话，博得大家的关心，获得大家赞同的意见后便心满意足。

后来，有一次她和杂志社的一位老同事一起出差。在旅途中，老同事问她："你当初为什么会到杂志社做一名编辑呢？你的专业应该可以考取公务员或是成为一名教师吧？"

　　刘文点头说道："是可以的，但我觉得那样的人生太没意思了。来杂志社是因为这里的要求比较低，我需要先养活自己啊。"老同事继续问她："工作的这几年你感觉怎么样？"刘文说："很不好，我最初进来的时候想'既来之，则安之'，后来就想着做一名优秀的编辑。但时间久了，发现自己并不适合这份工作。每天对着那些枯燥的稿子，简直太无聊了，和之前想象的一点都不一样。"

　　听了这些，老同事继续问道："那你为什么不辞职，去找一份理想的工作呢？"刘文回答："我希望做一名国际导游。但是我的英语不好，所以只能待在这里，我也觉得很迷茫。"老同事听完后，没有再说话。

　　其实，那位老同事很想告诉刘文，她之所以迷茫，是因为她认为自己的能力无法成为一名好编辑。可重要的是，她从来没有想过先做好当前的工作，努力踏实地完成一个编辑应该做的事，而不是困在"迷茫"中艰难度日。

　　刘文更应该反省的是自己面对工作的态度，而不是如何解决迷茫的问题。每个人都会迷茫，但迷茫并不会随着你的抱怨而消失。它需要我们采取行动，调整心态，进而改变不良状态。只有立即行动起来，将迷茫看作重新审视自己的机会，化被动为主动，才能更快地走出人生的困惑。

第三节　穿越迷茫的重重迷雾

有一个作文题目叫作"由迷茫到彻悟"。材料给的是一个禅宗故事，主要讲一名渴望练就超群剑术的少年，历经波折之后，终于找到一位隐居世外的仙人。少年一心想要拜其为师，以求学得超群的剑术，一举成名。后来，仙人被他的一片诚心打动，准备收他为徒，这时他却说："师傅，不知我能否先问您一个问题，还请您不要介意。"

仙人说："你问便是。"少年便问道："假如我每天都勤学苦练，大概需要多久才能出师呢？"仙人答道："十年。"少年听到答案后，大吃一惊。他慌忙接着问："假如我不分昼夜，拼尽全身力气练习呢？"仙人沉思了一下说："大概需要三十年。"少年更加吃惊，他疑惑不解地问："为什么我拼尽全力，需要的时间反而更长了呢？"仙人没有回答他，只是微笑不语。

这时，少年将拳头握得更紧了些，大声说道："我一定要不惜一切代价，哪怕付出生命也在所不惜。我要练就一身本领早早出师，取得成功。"这时仙人平淡地说："这样你恐怕需要学习至少七十年才可以下山。"

听了仙人的话，少年开始沉默不语。这时仙人说："今天夜里你先好好想想此行的目的，何时想通了再来找我吧。"话音刚落，仙人即消失不见，留下少年一人呆立在原地。经过近半个月的苦思冥想，少年终于在一个傍晚明白了仙人的一番苦心，他立即怀着愧疚和喜悦之心再次上山。

故事中少年的迷茫在于，他被成功和荣誉蒙蔽了双眼。他急于求成的心态，反而会成为他前进道路上的障碍。而他在仙人的引导下，放下了对成功的迫切欲望，找回了学习剑术的初心，最终反而可以走得更远。

迷茫，如果从好的方面去看，也许意味着一个人的进步与成长。人为什么会迷茫？是因为渴望看到更多的事物，而现在的自己却无法想象未来的美景。

虽然生命之路总是迷雾重重，但上天很公平，它早在我们启程之时，就已经给我们规划了前行的方向，那便是初心。每一次成长，每一个诱惑，每一个转折，都有不同的人和事来阻碍我们前行的脚步。但是，路永远在自己脚下，只要不忘初心，在迷茫来临时，能够在一瞬的慌乱之余迅速找到前进的方向。迷茫并不可怕，可怕的是我们会被迷茫吞噬，最终迷失自己。

念念在中考结束后，就对父母说自己不想继续上学了，希望可以出去打工挣钱。父母听了她的想法后，非常着急。他们认为，一个女孩子，初中毕业，年龄还这么小，出去能做什么呢？但是，不管父母、亲戚、邻居如何劝说，念念都固执地表示再也不想上学了。

万般无奈之下，父母只好同意念念跟着其他孩子到电子厂打工。电子厂的工作虽然比较辛苦，有时还要加班或者昼夜颠倒，但工资比其他地方高出许多，念念在那里一直做得很好。

很快，三年的时间一晃而过，念念在此期间也有过辞职不做的想法，但是想想就算辞职又能做什么，所以还是继续坚持着。

最近，念念听说以前的初中同学已经高中毕业了，而且成功考取了大学。在网上看着他们进入大学后崭新的生活，念念突然感到莫名的失落。

于是她向父母提出辞职的想法。可是当父母询问她，辞职之后要做什么时，她却什么也说不上来。她只是说，自己不想再做这份工作，想辞职。就如当初决定不上学那样，念念的父母依然没能阻止她辞职的想法。

正式辞职之后，念念一个人去了一趟北京。因为之前在电子厂工作的时候，她时常会看到同学们在网上发布的旅行动态，那时她就渴望自己有一天也可以像他们那样，来一场说走就走的旅行。

可是现实并不像她想的那样，在北京她感受到的除了拥挤的人群、闷热的天气和无聊的景点，丝毫没有享受到像同学那样快乐的旅行。回家之后，她没有着急找工作，想着先好好休息一段时间，如果有比较适合的工作再去做。可这一休息，不知不觉一年的时间就过去了。

在这期间，念念不是没想过出去工作。但是由于休息的时间太长，每次找到新的工作总是做两天之后就不愿做了。而且她不是嫌工资太低就是抱怨太累，久而久之，念念感觉越来越迷茫无助。每次有亲戚询问她想要做什么工作时，她总会说，不知道。有人建议她去学习美容美发，但是她交了学费，在那里待了两周后就返回家中，再也没有去过。

后来念念就一直待在家里，她不知道自己接下来究竟要做什么。她尝试了很多次，但每一次开始时都是信心满满，认为自己一定可以做好，但最后都没能坚持下来。对此，她感到有些害怕，变得越来越迷茫。

直到有一天，一个初中同学去找她玩，她的人生才开始拨开迷雾。原来她的这位同学目前就读于一所著名的大学，学的是心理学。她知道念念的情况后，想带念念去见一下自己的心理老师，也许可以解决念念的问题。

一开始，念念对同学的提议有些抗拒，她觉得自己没有心理疾病，为什么要去看心理医生，这要是传出去多丢人啊。后来，经过同学的百般解释和劝说，她终于答应去看看。

念念和那位心理老师的见面过程非常顺利。之前她的同学已经把念念的情况向老师做了初步的描述，因此见面时，老师先是证实了一些情况，然后又询问了念念一些更为具体的心理状态和细节。

随后，老师问道："你觉得待在家里能解决问题吗？"念念回答道："不能。"老师接着问："那你为什么还要继续待在家里？"念念说："出去之后，我不知道自己能做什么。"老师问："你每次出去都坚持下去了吗？你都没有坚持下去，怎么就确定那份工作不合适呢？"

念念说："其实是因为我现在没有信心，总会忍不住去想最坏的结果，而且感觉对什么都没有热情，无论做什么都提不起精神。但是想想家里的情况，又知道自己是需要出去工作的。这种感觉让我很迷茫又很无力。"

老师点了点头，接着说："所以你选择逃避，但你这样做可以说是掩耳盗铃。虽然你待在家里，但迷茫并不会因此减少，反而会越来越严重，甚至会诱发愧疚、自责、无助、抑郁等情绪。"听完这番话，念念哭了。

后来，念念又和老师进行了几次交谈。在老师的帮助下，她明白了自己之所以迷茫是因为没有确立一个明确的目标，不善于发现自己身上的优点，并通过实际行动让其发挥出来。

明白了这些以后，她开始审视自己，看自己究竟对哪些事物比较感兴趣，或是自己能做好哪些事情。经过不断的探索，她发现自己特别喜欢做饭，在这方面拥有特别的天赋。而且在做饭的时候，她总会感觉特别踏实平静。

后来她在一家厨师培训学校参加了厨师培训。每次感到有些累、不想坚持的时候，她都会想起那位老师的话，告诉自己一定要坚持下去。3个月后，念念成功出师，并且以优异的成绩被一家大酒店聘用。此后，她不停地进修、研究新的菜品，厨艺日益精湛。现在她已经成为那家大酒店的首席厨师，对于生活，她也不再迷茫。

现在当她回忆起那段迷茫的岁月，她会不由得感叹，这都是成长必经的过程。只要找准方向，并且踏踏实实地走下去，终会遇见柳暗花明的那一天。

第五章　愤怒与痛苦相生相惜

俄国著名作家列夫·托尔斯泰曾经说过："愤怒使别人遭殃，但受害最大的却是自己。"美国科学家富兰克林曾说："愤怒一旦与愚蠢携手并进，后悔就会接踵而来。"美国作家马尔兹也说过："愤怒是毒化精神的毒剂，它使人得不到快乐，并且把争取成功的巨大能力消耗殆尽。"

通过这些名人的言论，我们可以看到，愤怒带给我们的是一时的快乐和无尽的悔恨。如何控制愤怒是我们一直以来研究的问题。"挫折—攻击"理论是认知心理学中关于愤怒的一个重要理论。该理论认为，人类之所以会产生愤怒攻击行为，主要是在日常生活中遭遇挫折所致，尤其是当人们遇到挫折、期望落空或者遭遇失败时，他们的性情便会变得较为急躁、容易愤怒，甚至采用语言或行为来攻击造成失败的对象。

但著名的心理学家弗洛伊德却认为："愤怒源自个体潜意识的内容，而形成潜意识最原始的资料来自婴儿的早期生活经验。"他还认为："婴儿从出生开始就面对两种冲突体验的困扰，好的经验和不好的经验。好的经验源自母亲爱的哺育、温暖的身体接触，于是婴儿获得了满足，产生了愉快的感觉体验；如果婴儿感受到母亲的愤怒或不满，或感受到饥饿、尿湿、冰冷和冷漠等不好的感觉，那么它们就会转化成愤怒的情绪基础。"

简单来说，愤怒是我们在愿望不能按照预期实现，或是在遇到挫折时表现出的一种不愉快的情感体验，是一种负面的消极情绪。在如今这个充满各种压力的社会中，我们似乎越来越容易愤怒。愤怒似乎已经成为我们发泄不满的一种常用手段。然而，愤怒虽然可以让我们获得短暂的快感，但它却像洪水猛兽，在发泄的同时也严重侵害我们的身心，让我们的内心产生内疚和痛苦。

第一节　愤怒不是你的错

在生活中，总会有这样一类人，他们个性急躁，一旦遇到什么事情，就必须立刻执行和完成。如果中间出现什么阻碍或者不顺心的事，他们就会发脾气，这类人被称为"急性子"。长期急躁的状态，不仅会对他们的人际关系产生影响，而且会对其身心造成一定的损害。

性格急躁的人，在日常生活中会害怕计划被打乱，害怕行动稍晚一步造成损失。此外，这类人还有着一定的控制欲，他们不仅要求自己快速执行每件事，而且要求身边的人也像他们那样去做，否则就很容易发怒。所以个性急躁的人，通常比较强势，诸事讲求效率和回报率。

其实，像这种性格急躁、容易发怒的人，他们自己也不想急躁、发怒。从某种程度上说，这并不是他们的错。他们也清楚这种性格所带来的种种弊端和不良影响。产生急躁、易怒性格的原因主要有以下两个方面：

第一，和社会环境条件有关。比如，小明家里有三个兄弟姐妹，他排行老大，所以从小父母长辈对他的要求会更加严格些。同样一件事情，如果弟弟妹妹做不好，可能父母只会轻声责怪一句，但如果是他没有做好，就会是一顿严厉的说教。不仅如此，一旦弟弟妹妹出了什么问题，父母也会怪到他的头上。在成长的过程中，他最常听到的话就是："你是老大，怎么没有照顾好弟弟妹妹呢？""你是老大，你如果做不好怎么办？你要为弟弟妹妹树立好榜样。"

久而久之，小明无论在学校还是在家里都表现得非常优秀。他上学期间兼职打工，学费、生活费从来没有问家里拿过，学习成绩也非常优异。他被许多人羡慕，因为他的生活充满了理想和进取心。唯独有一点不好，那就是他的性格非常急躁、易怒。尤其是面对最亲近的人时，他没法控制自己的情绪。稍有不如意的地方，或者别人做得稍差些，他就会大发脾气。

和小明不同，他的妹妹小霞是一个散漫、随性的人。因此，他简直没法和妹妹生活在一起，甚至只要看到妹妹，他就会没来由地生气。其实，小霞也有些急躁，但是她和哥哥的急躁不同，她主要表现在做事情缺乏计划性，或者有时候计划很完美，却缺乏行动力。

所以每次做事之前，她都会有很多计划，但都是东一榔头，西一棒槌，到最后什么都做不好。这样到要交工时就会很容易着急，如果这时有谁刚好碰到"枪口"上，就会瞬间引爆小霞急躁、愤怒的情绪。

第二，急躁、易愤怒的性格和我们每个人的气质类型有关。格林是欧洲古代医学的集大成者，同时也是罗马帝国时期著名的生物学家和心理学家。他在希波克拉底"体液说"的基础上，经过多方的研究和证明之后，率先创立了"气质学说"。

他认为气质是"物质（或汁液）的不同性质的组合"，这是我们人格的先天基础，是从出生以来就具备的心理活动典型而稳定的动力特征。每个人都有差异明显的气质，格林将这些气质分为13种。而所谓的气质类型是指气质所属的不同类型，它们被分为经典的四种类型，分别是：多血质、黏液质、胆汁质和抑郁质。其中，急躁、易怒的性格特征以胆汁质气质类型为主。

胆汁质气质类型的人，他们的特点是"情感发生迅速、强烈、持久，动作的发生迅速、强烈、有力。属于这一类型的人都热情，直爽，精力旺盛，脾气急躁，心境变化剧烈，易动感情，具有外倾性"。他们反应迅速，情绪起伏有时激烈而冲动，有时会显得外向，同时自制力又呈现两极化的趋势，即自制力不是特别强，就是特别弱。

张萌最近被愤怒的情绪所困扰，她从小脾气就不是特别好。可能是独生子女的缘故，家里的人都比较娇惯她，结果时间一长，只要稍有不如意的地方，她就会大发脾气。这让她的父母很无奈，但也无计可施。

随着年龄的增长，她经常在学校或职场得罪别人，她也逐渐意识到了这个问题，想要尝试改变。可在这时，有一个喜欢她的男生对她说："你不用为了别人改变自己，我觉得你这样就挺好。你做我女朋友吧，以后有什么脾气都冲我发吧。"

本来张萌对自己的坏脾气能不能改变也是持怀疑态度，听了他的这番话后，张萌觉得太好了，反正有人可以一直包容自己，那就不用改变了。

谈恋爱时，面对一直包容她的小刘，张萌最初还觉得有些过意不去，也很感激他的宽容。但是后来当情绪控制不住的时候，她甚至会对小刘拳打脚踢，或者当着众人的面大声训斥他，以此发泄自己的愤怒。

久而久之，张萌的情绪越来越无法控制，小刘渐渐觉得自己承受不住了，当初的承诺也不可能履行了。当他建议张萌稍微控制一下情绪时，张萌反而生气地说："当初是谁说我不需要为了别人改变自己？是谁说就喜欢我这样的？是谁说会包容我一辈子的？"

小刘无奈地说："可是你也不能变本加厉啊，如果一直这样下去我真的受不了。"张萌听后，愤怒到了极点，她生气地对小刘说："有本事你就走吧，再也不要回来了！"

张萌以为这次小刘也会像以前那样，出去找个地方休息一晚，第二天早上还会回来为她准备早餐。可她没想到的是，这次小刘出去以后再也没有回来。第二天她接到的是朋友转交的一份分手声明。在声明中，小刘回忆了他们经历的美好时光，随后又苦口婆心地劝她改一改急躁的脾气，不然迟早要吃大亏。

最后，小刘还写道："萌萌，我依然爱你。但是，我想我们真的没办法继续在一起了。希望你可以照顾好自己，不用再找我了。"读完后，张萌泪流满面。她的心里对小刘充满了感激、愧疚和不舍，她不知道究竟应该怎么办？但事已至此，自己现在改变会不会已经太晚了？

虽然说"本性难移"，但是张萌这种主要由后天环境造成的急躁性格，通过努力还是可以改变，可以很好地调适和控制的。那么，具体要怎么做呢？

首先，要清楚地认识到易怒情绪的危害。在这一点上，张萌已经有了深刻的体会和认识——由于自己的坏情绪导致人际关系恶劣，而且失去了最爱自己的小刘。而且在最近一段时间，她只要稍微一着急、生气，就容易上火、口腔溃疡，医生也建议她尽量保持情绪的稳定，不然以后容易患心脏病等疾病。

其次，张萌可以尝试通过运动转移注意力，还要加强体育锻炼，以此加强对情绪和意志的控制，进而学会克制自己的不良情绪，让情绪能够维持在一个较为平稳的状态。从心理学的角度来说：脾气的爆发往往是因为外界的刺激在大脑皮层引起了强烈的兴奋，以至于出现了"意识狭隘现象"，这种有害的兴奋进一步扩展以后，就有可能排斥正常理智，从而产生怒气。

要想克制这种不良情绪，可以借助他人或者其他物品，也可以采用一些自我暗示的语言来进行缓解。需要注意的是，愤怒的情绪必须通过正确的方式和途径进行疏解。如果自己实在没有办法，可以采用"转移视线法"，如"心理转移法""环境转移法"等。

第二节　你为什么会愤怒

每个人都有怒不可遏的时候，我们会在愤怒过后感到痛苦和悔恨，但也会在愤怒之余认为并不全是自己的错。甚至有的人会想，如果你们不惹我，我怎么会愤怒呢？谁不愿意心平气和、通情达理地为人处世呢？然而，很少有人会在愤怒过后认真地反思：我为什么会愤怒？

李欣的父亲是一家大型企业的董事长，因为父母平时都很忙，所以从小时候起，父母对他的管教并不多，他的学习和生活都交由保姆来负责。可以想象，保姆只是以"照顾好李欣，只要他不出事就好"作为自己的工作准则，所以基本上是李欣说要怎么样就怎么样，而且他要做什么就一定会让他去做，不然李欣就会大发脾气。

这样一来，在李欣的成长过程中，顺从与满足是周围人必须对他有的态度。如果有谁和他作对，就会让他异常愤怒，因为他不容许别人对他有一点否定。

因此，他身边的朋友不是社会上的混混，哄着他骗钱花，就是与他有着相似成长经历的富二代。他们时常聚集在一起吃喝玩乐，酒吧、夜店、网吧都是他们常去的地方。只要他们说一，就没有人敢说二。

但祸根就这样埋下了。这天，在李欣一伙人常去的酒吧里，他们刁难一个长相俊俏的姑娘，这个姑娘是酒吧刚招聘来的服务员，所以对于李欣一伙人的习性并不了解。

对于他们的刁难，姑娘当场就强烈反抗，并表示自己只做该做的事情，不会因为他们是客人就委曲求全。这让李欣一伙人顿时感觉下不来台。而李欣怒火中烧，脑袋一热，拿起一个啤酒瓶就砸向姑娘，只听这个姑娘一声惨叫，满脸鲜血。但李欣的火气并没有消失，他认为这个姑娘不给自己面子，是她罪有应得。

陈枚的急躁易怒又是另一种情形。陈枚是一名高二的学生，她从小就没有什么耐心，特别容易急躁愤怒。小时候，她的头发有些干枯，打结打得厉害，母亲每天早上都要花很长时间为她打理头发。但是每次她都特别不耐烦，总会一直追问母亲弄好了没有，究竟什么时候才能弄好。

有时候母亲没有时间为她梳理头发，她自己梳两下就烦躁地将头发胡乱扎在一起。如果有散落下来的碎发，她甚至会简单粗暴地把它们剪掉。长大后，为了避免麻烦她索性剪了短发，不再因为头发的问题影响心情。

作为一名学生，她的学习成绩在班里总是名列前茅。每当有同学向她请教问题，她也很愿意为他们解答疑惑。但是当她为同学仔细讲解两遍后，同学还是不明白，并且一直追问，她就会把手里的笔一扔，生气地说："你以为我时间很多吗？怎么那么笨，都说几遍了还不懂！"

时间一长，就很少有同学再去找她探讨问题了。此外，她平时走路、办事都是快节奏。如果和朋友一起出去玩，朋友走得稍微慢一点，她就会把手里的东西一扔，然后愤怒地说："真是太磨蹭了，真烦！"

李欣的愤怒来自别人的不顺从，那让他觉得自己的权威受到了挑战。他习惯了发号施令，习惯了别人的顺从，误以为所有的人都应该服从自己。他将自己从父母那里得不到关爱的失落转化为"你居然敢不听我的话"的愤怒。他潜意识里是自卑的，觉得自己不够好，所以父母才不爱自己。但他又是自傲和愤怒的，认为既然你们那么喜欢钱，那我就随便花好了；既然你们不管我，那就得听我的，这些都是你们亏欠我的。

所以在他内心深处，充满了自卑和愤怒。他从小就没有体验过正常的爱，因此也没有学会如何正确地表达感情。他更需要的是从父母的关爱中去学习如何控制情绪，并学习尊重和爱别人。

而陈枚的急躁和愤怒，则有家庭、学校、社会等多方面的因素。

在她的家庭中，父母中也许有一位是急性子，但也有可能是父母的包容或娇惯导致她动不动就会对家里人发怒、不耐烦；在学校里，老师只看重她的学习成绩，而没有注意她人格方面的培养，导致她总是对其他同学发脾气；在社会中，流传着的"强者就是一切"的价值观也深深影响了她。

结果在陈枚的内心深处，她希望自己可以变得更加强大，她甚至瞧不起身边的同学和朋友。她是骄傲的，同时也是冷漠的。她不懂得什么是耐心，什么是爱。她感觉生活中充满了不安全感和危机感，因此，一旦有同学表现出散漫或者磨蹭的态度，她就会着急，感到恐慌，继而爆发愤怒。她认为效率和执行力高于一切。

对陈枚而言，要想改变现状，就需要采取心理学中的"模糊计划法"，即一方面有计划，有目标，而另一方面计划和目标又不能太过具体和严苛。另外，要与同学、朋友，以及父母、老师进行真诚的沟通，这样会让她在一定程度上放松一直紧绷的神经，也让大家更能理解她、接受她，进而帮助她慢慢克制急躁的脾气。此外，还可以采用"静默"的方法，放下手头的杂事和心里的杂念，找一个安静的环境独处，屏息凝神，以此锻炼自己的耐性。

第三节　冲动是魔鬼

一个猎人和妻子在森林的边缘有一栋小房子，还养着一条特别聪明的、通人性的猎狗。每天早上，猎人都会带上猎狗前往森林深处打猎，直到傍晚时分才回来。运气好的时候，他会满载而归。但由于猎人的善心，在多数情况下，他会留下家里足够吃的猎物后，将其他猎物放生。虽然日子有些穷苦，但一家人过得很幸福。

不幸的是，猎人的妻子生病了，因为救治不及时而骤然离世。最初，猎人一直沉浸在失去爱妻的悲痛中无法自拔。他很长一段时间都没有去打猎，每天只是简单地做些饭菜，喂过刚满一岁的孩子后，便坐在门外发呆。这个时候，通人性的猎狗会独自前往森林深处，抓回一只野兔或者野鸡，有时还会趴在猎人身旁，陪着他一起发呆。但更多的时候，它会走到孩子身边，躺倒在地上，任由孩子在肚子上爬来爬去。

过了一段时间，猎人终于从失去妻子的悲痛中走出来，渐渐恢复了从前打猎的习惯。这一切都源于那天清晨，刚刚醒来的他听到在一旁玩耍的孩子清晰地叫出了一声"爸爸"。这声呼唤将他迷失的灵魂唤了回来。猎人感到内心充满力量，他醒悟了过来，知道为了孩子，自己不能再颓废下去，必须比从前更努力才行。

于是，他重新开始打猎，但是不再带上猎狗，而是将它留在家里保护孩子。有一次，天色已晚，猎人才满身疲惫地从森林深处走回家中。最近，由于打猎的人越来越多，猎人需要走得更远，才能有所收获。

但是，这次他走进家门，却没有看到孩子像往常那样坐在地上，张开手臂兴奋地叫他"爸爸"。此时只有猎狗蹲在地上冲着他哀号，嘴角和身上还有丝丝鲜血。猎人震惊了，以为是猎狗把孩子吃了。于是他举起手中的猎枪，毫不犹豫地上膛，将枪口对准猎狗的脑袋，扣下了扳机。猎狗"嗷呜"悲鸣一声，瞪大双眼躺倒在地上。那双眼睛里有迷惑、伤心，有太多的情绪无法表达。

就在猎狗躺下的一刹那，猎人也感到非常难过。他走到猎狗跟前，用双手将它的眼睛慢慢合上，然后痛苦地说："请你原谅我，可是你为什么要吃我的孩子呢？"

就在这时，房间里响起了孩子的哭声。猎人以为这是自己的幻觉，但是哭声越来越清晰。于是猎人站起来半信半疑地搜寻着整个屋子。当他走到里屋，低头看床下时，看到孩子满脸泪痕地坐在地上，在他旁边，赫然躺着一只体形巨大的死狼。

看到这些猎人才明白，原来是狼趁着自己不在家来袭击孩子，猎狗拼死保护了孩子。它嘴角和身上的血是狼的血，而不是孩子的。错了，错了，一切都错了。但是太晚了，猎狗再也不会苏醒。猎人由于自己的冲动，亲手杀死了最忠诚的猎狗，留下了无法弥补的遗憾。

猎人因为冲动和愤怒做出了让自己追悔莫及的事，如果他回到家中看到猎狗嘴边的血迹时，先走进屋里查看一番，而不是仅凭自己的猜想而被愤怒冲昏头脑，就不会失去如此忠诚的好伙伴。

现实生活中，有些人似乎很容易冲动，而且冲动起来就会失去理智，做一些不合常理的事情。比如，在初高中，正处于青春期的男孩子常常会因为冲动而动手打架，甚至做出一些违法的事情，毁掉自己的人生。而打架的理由不外乎"他嘲笑我""他骂我""他看不起我"，或者仅仅是"看不惯他"。

冲动是魔鬼，而容易愤怒的人大都容易冲动，他们的心理和行为常常被冲动这个魔鬼操纵，而无法被自己的理智控制。冲动过后，带来的往往是无尽的后悔和痛苦。如果他们在行事前能够沉住气，认真地思考一番，而不是意气用事，很多惨剧其实完全可以避免。

《水浒传》中有这样一个片段：杨志流落在汴京街头落魄不已，他需要钱来为自己买些吃的喝的。此前他想过一些办法，但都失败了。万般无奈之下，他决定忍痛割爱，在街头贩卖自己的祖传宝刀。虽然他很舍不得，但生存当前，唯有这一条路可走。

这天中午，有不少人中意他的这把宝刀，但是听到杨志的报价之后人们纷纷表示："看他这副打扮，说不定是把假刀，骗钱的。"这时，汴京人人皆知的混混牛二带着手下大摇大摆地行走在街头，看到杨志身边有很多人围观，他便拨开人群凑热闹。当得知杨志在售卖祖传宝刀时，他不由得心生贪念。

只见他走上前去，对杨志说："这把刀从现在开始就归我所有了。"说完，他弯腰拿起这把刀，转身就要走。牛二这架势，摆明了就是要抢。杨志哪里肯依他，这可是他的祖传宝刀，而且是用来换救命钱的。于是，杨志站起身来拉着牛二不让他走，让他必须将宝刀留下。

但牛二是什么人，他可是出了名的混混，只见他一边用眼神示意手下拉走杨志，一边准备抱着宝刀脱身而去。嘴里还不停地叫嚷着："你就是一个叫花子，我能看得上这把刀是你的福气。你应该感激我。反正今天这把刀我是要定了，还就不给你钱，看你能怎么着。"

听了他的话，杨志只觉血气上涌，不知道从哪里来的力气，他猛地将宝刀从牛二怀里夺了过来，并一刀杀了牛二。

如果说杨志愤而杀人是因为牛二太过分，是冲动之下的无奈选择，那么 2004 年轰动全国的马加爵杀人事件，马加爵因为愤怒而杀害 4 名同学的行为，则显得太疯狂、太可怕了。

通过警方后来公布的审讯细节我们可以知道，促使马加爵实施一系列杀人行为的直接原因是"受不了同学的讥讽"。在同学们眼中，马加爵貌不惊人，性格有些内向，没有什么特别的爱好和特长。

这个案件最初的起因是一天下午，他们一起打牌，打牌的过程中邵瑞杰怀疑马加爵有作弊行为，马加爵自然不承认。两个人就起了争执，随后，邵瑞杰说的话让他失去了自己的生命。他说："真是没有想到，不过是打牌娱乐而已。这你都能作假，怪不得那天龚博生日没有邀请你，你做人太差劲了。"

这句话深深地刺痛了马加爵那颗敏感、自闭而又脆弱的心。尽管邵瑞杰当时可能只是开玩笑，但马加爵却非常在意，而且认为对方在侮辱自己。他认为这就是邵瑞杰的真心话，他觉得自己这几年一直真心待邵瑞杰，但邵瑞杰却这样评价自己。他在这一刻被彻底激怒了。

随后，经过一系列严密的策划后，马加爵在宿舍里实施了杀害邵瑞杰的残忍行为。因为在此过程中，同学唐学李妨碍了他的杀人计划，于是他将唐学李也杀害了。在供述中，马加爵本人亲口说道："我跟邵瑞杰很好，邵瑞杰还说我为人不好。我们那么多年住在一起，我把邵瑞杰当作朋友，我真心的朋友也不多，想不到他们那样说我。我很绝望，我在云南大学一个朋友也没有……我把他当朋友，他这么说我，我就非常愤怒，我恨他们。"

总而言之，不管是故事中的猎人、杨志，还是现实中的马加爵，他们都是由于自己的愤怒而对自己或他人造成了永久性的伤害和痛苦，而这种痛苦原本是可以避免的。冲动是魔鬼，我们对待愤怒的情绪，不能像猎人那样任由它宣泄，也不能像马加爵那样将其隐藏起来，任其积累、发酵，因为长期压抑的愤怒一旦被点燃，必将出现意想不到的惨痛后果。因此，在生活中，我们一定要及时疏导自己愤怒、不满的情绪，找到适合自己的途径和方法来宣泄和调节，不然可能伤己又害人。

第四节　愤怒过后是更大的痛苦

悉尼大学研究人员进行了一项关于愤怒与心脏病发作风险关系的研究，在这项研究中，研究人员将愤怒按照从 1 到 7 的顺序进行排列分级，以此来代表不同等级的愤怒指数。数值达到 5 甚至 5 以上，就表示这个人已经达到了愤怒的状态。这时，他会表现得"很生气，身体紧张，握紧拳头或咬紧牙齿，准备着随时爆发"，然后"激怒，一发不可收拾，摔物品"。

调查显示，引起人们愤怒情绪的原因主要有以下四个方面：与家人之间的争论，与朋友或其他人之间的争论，工作中与同事、上司、合作伙伴的冲突以及驾驶汽车过程中的愤怒。其中，人们在面对其他人或朋友、同学、室友时，更容易产生不满的情绪，进而引发愤怒。

经过调查研究，悉尼大学的研究人员得出了一个重要的结论："虽然愤怒导致心脏病发作的概率仅为 2% 左右，但是愤怒过后发生心脏病的危险性比正常行为后发作的危险性高 8.5 倍。"此外，研究人员还表示："强烈的愤怒或焦虑会增加发病的风险，因为愤怒的情绪会增加心率、血压，紧缩血管并增加凝血。"

这些研究数据和结果都说明愤怒是一种消极、负面的情绪，虽然发怒可以帮助我们在一瞬间宣泄负面情绪，但留下的除了身体的病痛之外，还有精神的折磨。上一节讲到的马加爵杀人案，马加爵由于没有和同学们进行良好的沟通，在愤怒情绪的支配下，怒杀4人，最终被判处死刑。那时的他年仅22岁，正是人生中最美好的年纪。

然而，直到他进入监狱的那一刻，他才明白自己错在哪里，这对他而言，是不是太晚了？当他被警察逮捕时，当他在监狱里想起苦苦守候的父母时，相信他心中会闪过一丝悔恨和痛苦。这可以从他在狱中写的第一封信中窥得一些端倪：

"那四名被害者也和我一样，家里都有父亲母亲，兄弟姐妹，也和我一样经历了多少年的寒窗苦读，也和我一样对未来充满期待。但我当初怎么就那么轻易地毁了他们呢？就因为一次打牌吵架，我决定走上这条路。现在我以一个旁观者的身份看，这是多么荒谬，多么无知啊！这是多么悲哀，多么残酷啊！难道生命就这么脆弱？难道这世界上就没有什么值得留恋吗？不是的！现在我是这么想的，以前也是！但是那几天我的心里只有苦恼，只有恨，诸多后果都未曾设想。很多事情来不及思考，就这样发生了。事后才知道造成的影响是多么大，才知道给亲人造成了多么大的伤害，也才明白伤心难过的远不只我的亲人朋友。后悔啊，但木已成舟，我是无力挽回了。我是想对整个社会说声对不起，想对那四名同学的亲人朋友说对不起，但你们会接受吗？对于这么一个恶魔，你们会接受吗？"

对马加爵来说，他的悔恨未免太迟了，对愤怒的危害的认识也太晚了。仔细观察现实生活中的人，或者观察我们自己，不难发现，发怒带来的痛快感持续的时间非常短暂。人在愤怒时所说的话或所做的事，在平时都是不会出现的，但当人被愤怒的情绪控制，这些可怕的话语和行为就会向着发怒的对象喷发，也许那发怒的对象就是我们深爱的人。在愤怒过后，随之而来的便是愧疚、悔恨、痛苦和慌张。

严歌不知道自己从什么时候开始不喜欢母亲。在面对母亲的时候，她一句话都不愿意多说。如果母亲多问两句，她就会非常不耐烦地将母亲训斥一通，然后转身离去。这一次，她回家只是想通知母亲一声，自己决定辞去县城的工作，到横店做一名群众演员。

但是一辈子面朝黄土背朝天、连电视都很少看的母亲，真的很难理解群众演员是一份什么样的工作。但是她知道，女儿只敢对自己发脾气，在外面就是一个软柿子，谁都可以随便欺负她。更何况，女儿性格内向，怎么能一个人去那么远的地方，做一份这么不靠谱的工作呢？难道县城里的工作不好吗？这些问题一直盘旋在她的脑海中，她想用自己仅有的一些知识来说服女儿，不想眼睁睁地看着女儿再这样任性下去。

晚上，母亲来到严歌的房间，将自己担心的问题一个接一个地抛了出来，她希望自己能够说服女儿。但是，像往常一样，严歌很不耐烦地说："哎呀，你别问了。告诉你又能怎么样，反正你也不懂。"但母亲怎么能放心呢？她依然不停地追问，哪怕女儿一点也听不进去。

于是，她开始叮嘱女儿出门在外一定要注意安全，不要总想着省钱。如果没钱了就给自己打电话，到时候给她寄钱。面对执意打算远行的女儿，母亲似乎有太多的担忧。但她什么都帮不了女儿，只能不停地叮嘱。

就在母亲不停地嘱咐时，严歌突然愤怒地站起来，用手指着母亲说："说说说，你说完了没有？像只苍蝇一样在耳朵边'嗡嗡嗡'，烦死了！早知道我就不回来了，直接托别人告诉你一声。"然后，她用力推了母亲一把，还在她胳膊上打了两拳。母亲一个趔趄，差点没站稳。母亲看着女儿，欲言又止，伤心地走出了房门。

第二天早上，严歌害怕母亲又会像昨天晚上那样唠叨个不停，于是特地在天还没亮的时候就悄悄离开了家。之后，她在横店过着困苦不堪的生活，又相继辗转于南京、芜湖等城市，最终在距离家乡不远的南宁落脚。几年过去了，她从来没有联系过母亲。哪怕有家乡的人带来消息，说母亲非常希望她能给家里报个平安，她也没有放在心上。她一想起母亲，总是非常愤怒。

时间匆匆过去，严歌在南宁安定下来，结了婚，有了自己的孩子，但这一切母亲都没能亲眼看到。她只是在结婚和生孩子的时候，托人告诉母亲消息，还特意强调她不用过来。

孩子一天天长大，有一天，四岁的儿子吃饭时不喜欢吃蔬菜，她却硬要喂给儿子吃，儿子便愤怒地打她的手臂。这时，她突然想起自己也曾这样对待母亲，甚至还更加粗暴。

在儿子身上，她看到了当初不耐烦的自己。她也突然明白了当初自己那样做，母亲是怎样的心情。只有自己为人父母的那一刻，才真正懂得当初自己父母的一番苦心。而今天的自己，也正做着当初的自己所讨厌的事。

想到这里，严歌泪流满面。儿子疑惑地看着她说："妈妈，你别哭，我吃青菜就是了。妈妈，我错了。我刚才不应该打你的。"这时严歌抱着儿子的头，轻声地说："妈妈明天带你回去看姥姥，好不好？"儿子懂事地点了点头。

愤怒，总是让人无法控制自己的行为。它会用一种令人无法预料的方式，去发泄、伤害，产生无尽的痛苦和悔恨。对严歌而言，年少时的她不喜欢母亲的懦弱，因为那会让她意识到自己的失败和自卑。所以她总在逃避母亲，面对母亲的唠叨就会不由自主地愤怒，其实这是她对自己的愤怒的折射。与其说她是在逃避母亲，不如说她是在逃避那时无力、彷徨的自己。

第六章　拖延症，不是病的"病"

2012 年 12 月,外国网友创作了一首名为《拖延症之歌》的歌曲,在网络上疯狂地传播开来。歌词译成中文是这样的:"我得赶完这篇论文,老师布置了一个星期,明天一早就要上交,整整二十页的希腊语。不急,但我要先看看微博、脸书、推特,还要致电我老妈请安,然后就再看一页,只看一页。我浪费了大把时间来点网站,我有拖延症,整天就坐在这儿等,等待开始干活的好时辰。我们都有拖延症,为什么要工作,游戏才正经,同意! 拖延症最拉风! "

众多网友在听完这首歌后,纷纷表示这"完全就是自己平时的状态"。随后,国内多家媒体和网站也纷纷进行话题调查。比如,新浪微博曾做过一期名为"你有拖延症吗"的投票活动,结果有一半多的网友都表示"自己患有拖延症"。

然而,对类似"怎样的表现才算拖延症? ""拖延症究竟能不能像强迫症、抑郁症那样被归为心理疾病呢? "等问题,很多人却并不是很明白,他们只是认为自己有拖延症,却并不了解拖延症。其实拖延症在生活中比比皆是,比如工作计划延期,可能是拖延症在作祟；论文没能按时交，也是拖延症的问题；水电费没有及时缴纳，导致家里停水停电，还是拖延症的原因。拖延症，让人们身处其中，无法自拔。

约瑟夫·费拉里曾在他的《万恶的拖延症》一书中提出："拖延症是一种精神疾病，并且它已经成为强迫症、多动症、被动攻击型障碍等患者的症状之一。"但《拖延心理学》的作者简·博克则对这种说法提出了不同的看法，他认为："虽然拖延有属于它自己的生理学基础，但它只是一种行为，是可以通过患者自身的行动力来进行'管理'的，它不像强迫症等需要进行'治愈'。它并不是一种精神疾病。"而另一位心理学作家简里里则认为："拖延是我们每个人人性中的一部分，无论是超乎寻常的天才人物还是我们身边的每一个普通人，都是如此。拖延症主要指的是一种非必要、后果有害的推迟行为。从严格意义上来讲，它并不是一种心理学病症或者医学术语。如果你有较为严重的拖延行为，只能说明这是潜藏在你内心深处的一些问题的外在表现，它仅仅属于一种病态的现象，而不是一种病。"

尽管关于拖延症究竟是不是一种病，众说纷纭。但目前看来，不管是国际通用的精神疾病诊断与统计手册，还是中国的精神疾病诊断手册，都没有将拖延症列入其中。从这个角度来看，拖延症不算是一种病。

第一节　我们为什么会拖延

晚明学者钱福曾写下一首《明日歌》："明日复明日，明日何其多。我生待明日，万事成蹉跎。世人若被明日累，春去秋来老将至。朝看水东流，暮看日西坠。百年明日能几何？请君听我明日歌。"这首诗的本意是告诉人们，要懂得把握今日时光，今天的事情就要在今天做完。如果一直期待着明天，时光便会在等待中虚耗。那时还没有"拖延"一词，而钱福也一定没有想到，几百年后的中国会流行一种叫"拖延症"的病症。

"拖延"一词的拉丁文直译是"推迟到明天做"。它真正具有今天的意义，是工业革命之后的事了。那时候"拖延"通常被视为"以推迟的方式逃避执行任务或做决定的一种特质或行为倾向，是一种自我阻碍和功能紊乱行为"。

患有拖延症的人总是把希望寄托在未来，而在拖延的过程中，他们的内心也时常会被复杂而矛盾的情绪充斥着。一方面他们知道早点完成就可以放松，而且工作成果需要尽快提交，即使心里很着急，但就是忍不住去做一些无关的事；另一方面他们总有莫名其妙的自信心，认为以自己的能力到最后依然可以完成任务。

他们总是这样安慰自己：不是我不想做，我能力这么强，如果想做一定可以很快完成。此刻拖延，但是相信自己到最后一定能完成，并且不会造成什么重大的损失。那么，我们究竟为什么会拖延呢？

第一，经不起诱惑和自我劝慰。在现代社会，我们面临着各种各样的诱惑，比如游戏通关，同学之间的聚会，外出游玩，或是网络上形形色色的综艺节目，等等。而对于自我控制能力较弱的群体而言，可能别人简单的一句话就会让他们动摇，放下手头需要完成的事而被诱惑所吸引。

萌萌在一家计算机网络公司做会计，平常她的工作与其他同事相比并不算很忙碌。她只有在月底、季度和年底结算的时候忙一些，但这都建立在平时清晰的单据账目的基础上。

萌萌深知，如果平时多动动手，将那些单据账目分门别类地整理好，那到盘点的时候就会轻松很多。但事实上，她却很难坚持做到这一点。她每天上班的第一件事情就是打开电脑，登录 QQ 看看有没有人给她发消息，她觉得如果没有及时回复就会显得自己很没礼貌。随后她又会去 QQ 空间转一圈，认为自己要及时了解朋友们的动态，通过点赞或评论来沟通感情。

这些琐事处理完，应该开始工作了吧？但是她并没有。接下来她会登录微信刷一下朋友圈，或上微博看看有什么热门话题，又或是看看哪个综艺节目又更新了。

另外，她还要去豆瓣、知乎等网站看看大家热烈讨论的话题，遇到自己感兴趣的还要加入进去，展开一番论战。这样一来，时间就一分一秒地过去了。然后伸个懒腰，准备吃午饭。下午刚想要工作，就有一位同事发来一个链接，让她帮忙看一下衣服款式，紧接着两个人便热烈地讨论起逛街、买衣服、化妆等事。

随后又是喝喝茶，上上厕所，总而言之，与工作无关的事情总是会涌现出来，而且那些还都是必须立即处理的"急事"。

快要下班的时候，萌萌会不由自主地纳闷，自己什么都没做，怎么就下班了呢。时间真是过得太快了，明天一定要好好把报表整理一下，不然到年终盘点的时候就太痛苦了。今天没做也没关系，反正时间还早，整理起来也很快。

她这样宽慰着自己，随后开心地回家了。但第二天、第三天，她仍然没有改变。不上班的时候，有时她会想看看专业书，但打开课本还没看两页，手机响了，心想谁来的消息，就看一眼不回复也行。但看了之后，觉得好像有点重要，还是回复一下吧。在等待对方回复的过程中，再顺便浏览网页、看看视频。结果发现确实挺好看的。一上午、一天就这样过去了，书依然被打开在第三页。

其实在看视频的过程中，萌萌不是没有挣扎过。她想着视频可以等会儿再看，还是先看会儿书吧，要赶紧把中级资格证考下来。但这个念头总是转瞬即逝，想归想，她还是忍不住继续看视频。心想这会儿还是看视频吧，实在太好看了，下午一定认真看书。

在这样的诱惑下，萌萌拖延着度过了工作日和假期。真正完成的"正经事"没有几件，而说起八卦和综艺节目却头头是道。但是，知道这些又有什么用呢？这些无法帮助她度过年终结算时的熬夜与痛苦，也无法让她顺利通过中级资格考试。

萌萌在一次次的诱惑和自我劝慰中拖延着，她将大多数时间都用在了这些业余事情上，忘记了它们只是生活的调剂品，而不是生活的重点。

第二，逃避压力和失败。从某种程度上讲，拖延行为的出现是由于压力。不论从哪个方面来看，压力是随着时代发展而发展的，是人们面对升学、就业、买房等巨大压力时的一种恐慌。

压力有时会产生动力，可以激励人们更有行动力和创造力。但对于某些人而言，压力只会让他们想要逃避眼前的一切。他们会关闭一些感知器官，自动忽略压力。然而，压力并不会因为紧闭了双眼而消失。习惯拖延的人也明白这个道理，但他们会想：既然压力无法逃避，那就放松一下吧。

在尽情玩乐过后，他们会感觉很不错，再回头看压力，好像也没有那么可怕了。于是他们会满怀欣喜地重新开始，但遇到一点瓶颈或者挫折，就又会觉得压力很大，还是再放松一下吧。这样反复下去，他们就会成为拖延症的严重患者。比如，有很多毕业生，尤其是研究生在写作毕业论文时，就常常会出现上述的种种情况。对于他们而言，毕业论文要求非常严格，选题、内容、格式等各个方面都让人头疼。

此外，人通常都是对自己有一定要求的，因此，一旦遭遇挫折或是想到即将面临的失败，他们就会极力采用拖延的方式来避免这种情况的发生。

文东是一名大四毕业生，暑假时在姐姐的劝说下准备报考研究生。但事实上，他清楚地知道以自己的实力考取研究生实在有些困难。但他不想看到姐姐失望的眼神，也非常害怕考研失败后身边人的嘲笑。抱着这样的想法，他在整个考研复习的过程中一直拖延着，最终结果可想而知。

第三，无声的反抗。在被动攻击型人格障碍中，我们提到过这样一类人，老板要求他做什么事情，他在心里可能有一些自己的想法，却没有及时表达出来。而在真正的执行过程中，他会通过各种消极抵抗的方式来表达自己的不满。

但对于有拖延习惯的人来说，他们非常讨厌被控制。因此，当他们感受到被控制或受到不合理的压迫时，往往会采用拖延的方式作为一种无声的反抗。

娜娜是一所学校的体育老师，她主要负责体育学科的日常教学工作。然而，她有时会不可避免地被校领导安排去参与组织一些活动，或是负责写发言稿之类的任务。这让娜娜非常抵触，她认为自己只负责教好学生，至于这些琐事应该由专门的人负责。

于是，在领导给她安排任务的时候，她总是勉强地答应。但是在执行的过程中她会一再拖延，不到最后一刻绝对不会提前将工作完成。

拖延成了娜娜表达自己不满情绪的一种武器。从这个层面来看，拖延是属于弱者的无声反抗。但不管是哪种原因，拖延的本质都是因为没有在生活中树立明确的目标，而缺乏良好的自制力与行动力。

第二节 战胜拖延，长路漫漫

1991 年，在一篇题为《拖延与顺从》的论文中，讲述了乔治·阿克尔洛夫的拖延故事。乔治·阿克尔洛夫是美国著名的经济学家，可能很多人认为他在日常生活中一定是个严于律己的人。但令人没有想到的是，在这篇论文中，作者讲道：

乔治居住在印度时，有一次他需要将自己的一箱衣物寄往美国，由于东西有些多，乔治打算抽出一天的时间来专门处理这件事情。在准备的过程中，他总是不停地告诉自己，不着急，等会儿再收拾也还来得及。结果乔治一天天地拖延着，直到 8 个月后才将这箱衣物寄往美国。

谈起这段拖延的经历，乔治会说："那时候，每天早上醒来和晚上睡觉之前，我都会告诉自己，明天一定要把箱子寄走。然而，事实却是，我一直都在拖延着。"

我们都明白拖延会给生活带来一些负面影响，但身处其中时却无法挣脱出来。我们可能也曾无数次地下定决心想要改变，但为什么还是在拖延的道路上越走越远？战胜拖延的过程难道真的漫漫无期吗？

在小晴战胜拖延的日记中，她非常详细地记录了自己每天的生活、心理状态及其变化。翻开她5月的日记，第一页赫然写着："希望这个月可以把司法考试的三本指定用书看一遍。预计每看一本需要10天的时间，三本正好30天。第一本书一共300页，每天看30页。第二本书一共350页，每天晚上看35页。第三本稍薄一点，一共200页，每天可以看20页，然后将前面两本书的内容做一个回顾。"

这样看来，小晴是一个很会制订计划的人。而且最重要的是，她的计划不只是"一个月要看完3本书"这么简单、笼统，而是将任务均匀地分配到每一天，让计划更加具体、更加具有可行性。

接着翻看日记的第二页，小晴写道："晚上在父母家吃饭，聊天过后回到房间里。本来想着今天的书还没看，但是想到最近刚上映的电影好像不错，就先了解了一下影片信息，过两天可以找朋友叶梅一起去看。在搜索影片的详细信息时看到另一部电影也挺不错，就想着把这部电影看完之后再看书。但电影看完之后才发现已经到凌晨了，于是想今天还是早点睡觉吧，不然明天早上又没法早起，说不定会迟到，明天再把要看的书补回来吧，而且一定要提醒自己看完60页。"在这样的自我安慰中，小晴心安理得地去洗漱、睡觉了。

日记第三页，小晴画了一个沮丧的表情，写道："今天真烦，明明是蜜儿的工作，为什么一定要我跑来跑去呢？一整天下来，心情不爽，腿也酸疼。坐在书桌前想着今天不管怎么样，都一定要看完60页，不能再拖了。但勉强看了5页以后就头昏脑涨，注意力也不集中，关键是腿还酸胀得很。要不明天看90页吧，而且今天这样的状态就算看了60页，也是没有效果的，看和不看区别不大。所以还是等到明天，明天不管怎么样都要静下心来好好看书。"

一页页翻看下来，似乎每天都有各种各样的事情在影响着小晴，而她也总能找到借口来劝慰自己拖延下去，把所有的希望都寄托在明天。最后一页，她写道："这个月又没有按照计划完成任务。还好现在才5月，距离9月的司法考试还有4个月。别着急，一切都还来得及。6月，我要战胜拖延，好好复习！"

托·威尔逊曾经说过："如果我们真想知道自己的心境，就应先看看自己的行动。"对于小晴来说，她非常擅长制订计划，却总是没能落实在行动上。在她的潜意识里，距离考试时间还早，即便拖延几天也还来得及。

从心理学的角度来看，小晴认为自己一个月内一定可以看完这

3本书，并且通过考试。因此，在距离考试还有三四个月的时候，她会表现出游刃有余、不慌不忙的状态。她用这种笃定的心态一点点地劝慰自己，原谅着自己的拖延行为。直到最后，她才感到时间的紧迫性，想要积极行动起来。

但是通常在紧迫和焦虑状态下进行的高强度工作，效果一般不会太好，但也不会太差。而这种不好不坏的结果，足以让拖延症患者高估自己应对危机的能力，并且会在以后的行为中不断进行自我暗示。

对于小晴这样习惯拖延的人来讲，他们一方面能够认识到自己的拖延行为，另一方面却总是在为自己找借口。

在自责与拖延的不断循环中，拖延者会为自己的拖延行为寻找各种看似合理的借口，以此来说服自己、原谅自己。除此之外，他们之所以"屡教不改"，可能是因为身边人的忽视和宽容。

张丽是一家公司董事长的秘书，她经常抱怨拖延已经成为生活的一种常态。朋友李萍问她："你有没有试着去寻找一下拖延的原因呢？"

张丽回答道："我本来就有拖延的习惯，在工作的时候，只要不到董事长规定的最终期限，我就不着急。就这样，前期一直拖延着，直到最后关头应付了事。我以为董事长会骂我，但每次他都只是说我两句。董事长宽容的态度助长了我的拖延，现在我的拖延是越来越严重了。而且董事长是那种布置工作后不急于开始，总是慢悠悠地进行的人。无论员工做得好还是坏，他都不会有过多的表扬和批评。因此，对于我们而言，做得快或者慢、好或者坏，差别不会太大。"

宽容自己，会让我们在面临失败或不理想的结果时，能够更加平和地对待自己，但也会导致克服拖延的"战争"屡战屡败。在战胜拖延的过程中，不能一味地为自己寻找理由，以求得心理的平衡和安慰。他人的宽容是拖延行为强有力的催化剂，会让我们变得更加懈怠。

只有清楚地认识到拖延对工作和生活的危害，明白造成拖延的原因，才能真正行动起来，拒绝自欺欺人，摒弃安慰和宽容的外衣，将拖延连根拔起、彻底战胜。

第三节　告别拖延，让生活更有效率

小薇以优异的成绩考入国内一所重点大学，在大学期间，她一直努力学习英语，在大二时就通过了出国所需的一些英语考试，而且她的英语口语也非常流利。在大三的时候，小薇信心满满地去办理美国的签证。她认为自己精心准备了这么久，一定没有问题，可以顺利地拿到签证。

但令她没想到的是，签证官却以"怀疑她前往美国动机不纯"为借口将小薇拒之门外。这件事情对她打击非常大，回到学校后她向朋友表示："那么努力有什么用？那么积极有什么用？最后还不是什么都没得到。"

从此，小薇就成了一个拖延症患者。老师布置的作业她总是最后一个上交。明知道要早早地为毕业论文做准备，但她还是每天沉浸在网络游戏中，哪怕坐在那里发呆，也不愿查找论文的相关材料。她用拖延来表达自己的愤怒和失望，生活也从原先的井井有条变成了现在的杂乱无章。

对于有拖延习惯的人来说，他们多数时候的效率极低。从管理学的角度来讲，效率指的是"在特定时间内，组织的各种投入与产出之间的比例关系"。这就意味着，在日常生活和工作中，效率占据着非常重要的地位。所以那些成功人士通常能够在很短的时间内完成任务，而且完成的质量一般也有保证。

而对于拖延者来说，当自己被眼前的事情吸引时，就会很容易忘记学习或工作。他们会把大量的时间花费在毫无意义的事情上，并且浪费所有的精力，最后导致工作效率越来越低，影响工作进度和成果。

出现这两种截然不同的情况，是工作效率不同造成的，这也可以解释为，在时间投入与最终产出的结果上二者比例失衡。

约翰和杰克是亲兄弟，但是他们有着截然不同的性格。约翰作为家里的老大，无论做什么事情都讲究效率优先，而他在别人眼中是非常有能力的。身为老二的杰克，性格较为温和、随意，而且是一个拖延症的重度患者。平时兄弟二人如果不在一起做事，感情还是非常好的，但如果有一件事情需要他们共同去处理时，约翰就会不停地训斥杰克，希望杰克的动作能够快一点，不要总是磨磨蹭蹭的。

约翰总是对杰克说："效率是最重要的，不要总是拖拖拉拉，早做晚做总归要做，早做完心里早清静。"杰克对约翰的训斥常常抱着一种消极的态度，只有在实在躲不过去的时候才会迅速完成。

有一天，约翰上班出门前交代杰克今天要用除草机把草坪修整一下，杰克答应了。但当约翰出门后，杰克想，反正现在时间还早，吃过早餐后看会儿视频再说吧。到了中午，杰克抬头看看时间想："既然已经中午了，那到下午再说吧。下午一定要把草坪修整好，不然晚上约翰回来一定又要批评我了。太阳这么大，还是先睡会儿午觉吧，反正草坪修整起来也很快。"

当杰克睡醒后，距离约翰下班只有 3 个小时的时间了。这时，杰克知道再也没有借口继续拖下去了。于是他慢吞吞地走出房门，先找到除草机，然后将其擦洗干净，再将草坪上的杂草清除完毕。正准备开始修剪时，电话响了，原来是一个哥们儿相约明天聚餐，两个人东拉西扯地说了一段时间之后才挂断电话。

当杰克拿起除草机准备工作时，约翰打来电话，告诉他自己晚上加班不回去了，明天中午再回家。于是杰克立即为自己找到了拖延的借口，他想："明天上午再修整也来得及。"随即打电话叫朋友一起出去玩了。

对于杰克而言，他在家待了一天，却没做任何重要的事情，修整草坪的任务也被推迟到第二天。如果他选择在早餐过后就开始动手修整草坪，那么在接下来的时间里他都可以尽情地玩耍和休息，而不必一直惴惴不安地想着修整草坪这件事。

然而，很多事情并不是说说那么简单，最终还要看实际行动带来的效果。拖延者总会用不同的借口来降低生活的效率，将原本昨天就可以做好的事情拖延到今天，然后继续寻找下一个拖延的理由。

虽然上一节我们说到战胜拖延的道路是漫长的，可能所有的努力都会因为精神上的松懈而前功尽弃。但这些并不能阻碍我们战胜拖延的决心和意志。与拖延的对抗，从某种意义上来讲，也是一种和自我的抗争。为了能够战胜拖延，让生活变得更加高效和轻松，可以从以下几个方面去努力：

第一，树立一个合理的目标。

杨慧是一名自由摄影师，从摄影技术来看，她比其他同事都要出色。但是仅仅两年过后，同事小辉的摄影技术就快要超越她了。这是因为小辉清楚自己没有特别的摄影天赋，但他坚信"勤能补拙"。因此，他给自己定了"每天拍摄一张照片"的目标。

这个目标似乎不难完成，一张照片，随手按一下快门就能完成。但是想要长期坚持下来，却需要行动力和毅力的支撑。小辉的努力都被杨慧看在眼里，她感受到一种无形的压力。于是，她也为自己定下了一样的目标。

但任何事都不是想想就能完成的，必须脚踏实地去做才行，而杨慧在完成目标的过程中总是拖延，以至于最后什么都没做成。每天清晨，当小辉早早出门去寻找拍摄素材时，杨慧心里想："拍张照片对我来说多简单，家里的碗筷处理一下也能拍出一张好照片。"

因为感觉特别简单，她每天都要拖延到晚上睡觉前才草草拍摄一张照片。半个月后，她就不再坚持了。一番反思之后，她认为自己不应该以小辉的目标为目标，毕竟他们的起点是不一样的。随后，她又重新设定了自己的目标，即每天处理一张照片，每周在近郊外出采风一次，每月出省摄影采风一次。

尽管杨慧是一个自由职业者，但这些目标对她而言仍有些不切实际。每当想起自己定下的这些目标，她都会觉得太难做到，似乎并不现实。其实，她制定的目标几乎是不可能实现的，她高估了自己，结果造成了不断的拖延。

而在这两年的时间里，小辉给自己树立了合理的目标，并且保质保量地坚持了下来，因此他的摄影技术不断进步。杨慧却因为没有根据自己的实际水平和时间来制定合理的目标，最终三天打鱼，两天晒网，摄影一直维持在原来的水平，没有显著的提高。

第二，接纳自我。有的人在拖延过后，不会认真地思考自己为什么会拖延，而只是一味地自责、纠结和悔恨。其实在面对拖延的时候，更需要的是自我接纳和自我激励，而不是自我排斥和自我谴责。拖延本身不是错误，拖延的人也不是不可原谅。任何蜕变都是一个循序渐进的过程，我们必须学会容许自己有合理范围内的拖延。

丹尼尔·维格纳是哈佛大学的心理学教授，他曾经带领学生一起进行了心理学领域的一个经典实验——"不想白熊"。在这个实验中，他找了一些人并告诉他们："从此刻开始，每个人都不要去想白熊，看你们能够坚持多长时间。"

正如丹尼尔预料的那样，大多数人在实验刚开始的时候，就已经控制不住意识而想起白熊。最终丹尼尔教授得出一个重要的结论："人们越想控制自己不去做某件事情的时候，反而会想得越多、越频繁。"我们在面对拖延时也是如此，如果在脑海中强化"不要拖延"，反而可能激起反抗意识，使拖延从一个很小的生活习惯转变为影响生活的坏习惯。

当你对拖延保持平常心，或是以放松的心态看待它，并诚实地对待自己的感受时，你就能察觉自己的真实想法，并在接纳拖延的基础上寻求一种解决办法，整个人也会变得轻松很多。接下来再采取具体战胜拖延症的行动，就会事半功倍，取得更加明显的效果。

第三，让自己变得更加高效、专注和具有行动力。每年期末考试来临时，在网上就会出现一些"复习拖延学生党"的身影，他们聚集在微博上讨论着自己的拖延症，一方面表示痛苦不堪，另一方面却又"乐在其中"。

现在的人学习或生活中存在着太多的干扰源，手机、网络是主要因素。刚刚打开书本，手机就响了，刚刚凝聚的心神就涣散开来；坐在图书馆中计划要背诵多少英语单词，但因为放不下手机，可能一个单词也没记住。

如果想改掉拖延的坏毛病，就要主动切断这些干扰源。学习的时候可以将手机调为静音，或者直接关机。也可以寻找一个安静的环境，远离一切可能影响自己的干扰因素，直到完成目标。拖延的人慢慢变得专注，就能提高自己的做事效率。

拖延症患者之所以做事效率低，是因为他们总是将很多事情混在一起做，一会儿做这个，一会儿做那个，最后哪个都没有做好。要想改变这种状况，就必须将事情分出轻重缓急，先集中精力做最重要且紧急的事，然后以此类推，直到完成所有的事。

如此一来，无论我们做什么事情都可以变得更加简单、高效、专注，而且更容易坚持下去。此外，认为自己有拖延习惯的人也可以借助相关软件以及其他辅助方法，合理规划时间，这样更容易按计划执行，摆脱拖延症。

第七章　你所误解的强迫症

心理学家詹姆斯·厄斯金曾经做过一个著名的实验：他选取了10名实验人员，共分为两组。他要求其中一组人员抑制住自己想吃巧克力的念头，而另一组人员则不需要压抑这种想法。实验结果显示：拼命抑制自己吃巧克力念头的那组人，比不需要抑制想法的人多吃了约2倍的巧克力。

这个实验在一定程度上让我们看到强迫性思维的巨大力量，越是控制自己的思维让自己不去想或做某件事情，反而会比不控制时想的、做的还要多。这也表明，在遇到任何问题的时候，重要的不是控制和压抑，而是疏导和排解。

强迫症是一种公认的很难根治的心理疾病。它通常有一个漫长的发病期和潜伏期，症状时轻时重，并且会随着患者自身的调节和治疗而好转或加重。根据调查显示，只有5%—10%的患者能够完全依靠自身的心理调节而使强迫症有所缓解。

从心理学的角度来讲，强迫症被归类为焦虑障碍，主要表现为由强迫思维和强迫行为引起的神经精神疾病，其主要特点在于"有意识的强迫和反强迫并存"，即虽然心里很清楚没必要非得这样做，但是在一番纠结之后还是会控制不住自己的行为，而且内心会因为这种强迫的冲突而感到痛苦和焦虑。

在世界卫生组织最新的全球疾病调查中，我们可以看到目前强迫症已成为造成中青年人群严重心理疾病负担的 20 种疾病之一。作为一种心理疾病，强迫症的诱发原因具有多样性，它是社会、个人、家庭等多方面因素综合作用的结果。医生在进行诊断时会进行多方面的了解和调查，而不会盲目武断地下结论。

但可以肯定的是，具有强迫症症状的人，多多少少都有完美主义的倾向，他们不仅对自己有高要求，而且会以此要求别人。但他们又缺乏足够的心理承受能力，遇事比较容易较真和吹毛求疵，难以适应一些挫折和心理压力，最终这种焦虑和矛盾的心态就会通过强迫行为表现出来。

第一节 "真假"强迫症

"什么叫作强迫症？"有人答道："有纠正别人滥用强迫症诊断的强迫症。"这个回答，对于不是心理咨询师或者非心理学专业的人而言，并不是那么好理解。在这个喜欢贴标签的年代，很多疾病的真正概念都已经被模糊化，强迫症更多地成了一种调侃或自嘲。对于完美主义者而言，强迫症像是为自己的懒惰寻找的减轻负罪感的借口。那么，什么是真正的强迫症？什么又是披着强迫症外衣的假强迫症呢？

从专业的心理学角度来看，判断一个人是否有强迫症主要看他在日常生活中是否具有强迫性思维和强迫性行为，这两者占其一或都具有才算是强迫症。

第一，强迫性思维。他们时常会预支烦恼，将臆想转化为现实。总是纠结生活中的一点小事，然后在脑海中将其不断夸大和严重化，最终导致焦虑和恐惧。他们会借助一些强迫性的行为来摆脱不良情绪，但最终形成了一种恶性循环。

范明是一个男生，但是胆子一直很小。每天晚上睡觉前，他都会仔细检查房间里的每个角落，将衣柜和抽屉等全都检查一遍，然后才惴惴不安地关灯睡觉。每次听别人讲鬼故事或是看到一件可怕的事情后，他就会不停地幻想自己遭遇不幸的画面，使得自己心神不宁。

其实范明知道世界上不存在鬼，但是当黑夜来临，或是一个人走路的时候，他都会忍不住幻想"有人跟在我后面""会不会突然有个人将我拖走"。有一段时间，他甚至害怕深夜一个人待在家里。

每当脑海中出现这些可怕的念头，尽管他努力控制自己不去想，并告诉自己那些都不是真的，但仍会不由自主地想，这让他一直处在焦虑不安的情绪中。

第二，强迫性行为。强迫性行为最普遍的表现是重复动作，强迫症患者试图通过重复性的动作来摆脱强迫性思维所引发的焦虑感。比如害怕被病毒感染而反复清洗双手，害怕遇到小偷而反复检查房门是否锁好，害怕错过别人的消息而反复检查社交软件的新状态提醒等。

他们清楚地认识到自己的这种想法与行为是不正常的，甚至是毫无必要的。但是在焦虑不安的状态下，他们为了得到解脱，就会不停地、反复地去做，直到自己感到心安为止。

万方在大学时读的是财会专业，毕业后由于在实习期间的表现出色而被一家会计事务所录用。参加工作后，万方一直以严谨、认真的工作态度被领导和同行称赞。

但是，有一次女儿生重病，导致她账目整理出错，让事务所损失了上百万。在这以后，仔细谨慎的万方似乎陷入了一种怪圈。

尽管领导念及她此前的工作表现和情况的特殊性，没有追究她的相关责任，只是在公司会议上进行了批评和警告。但对于一向好强的万方而言，这已经是不可饶恕的错误。

于是她开始将越来越多的时间用在反复检查和核对数据上。尽管有时同事提醒她已经没有问题了，但她仍然会反复核对，直到自己觉得放心为止。这样一来，她的工作效率就大大降低了。

除此之外，她的这种强迫行为也开始出现在日常生活中，比如她会反复询问女儿是否吃饱穿暖，以免再次生病。她还会反复检查门窗是否关闭，甚至在做饭切菜时，也必须将每一株菜都切得均匀好看。她被自己的这种强迫行为折磨得痛苦不堪，而她的家人也深受其害。

此外，我们还可以通过说话的方式来鉴别一个人是否患有强迫症，比如在非常简短的谈话中，会多次重复其中的某一个词或语气助词等。

"假的强迫症"在心理学中被称为"强迫型人格障碍"，通常患有这种人格障碍的人多为完美主义者，比较自卑且谨小慎微。在生活中，我们常常会将人们的一些反常行为称为强迫症，但实际上，那也许只是强迫型人格障碍或是个人的一种行为习惯。比如总是反复洗手的洁癖人群，会被人们认为患有强迫症，其中不乏大量"处女座"的人。

任娟是一个处女座女生，她的苦恼在于，在人际交往中，对方一旦得知她是处女座，就会敬而远之。有的人会善意地和她开玩笑说："处女座的人可真是惹不起，洁癖还斤斤计较，和你们一起生活太累了。你们是不是都已经沦为强迫症晚期患者了？"每当遇到这种问题，任娟都会无奈地报以一笑。

她确实有轻微的洁癖，但还没有发展到强迫症的程度。她只是认为自己或者自己居住的环境应当保持整洁，这样不仅能给别人留下一个好印象，也能为自己营造出一个舒适的居住环境。关于洗手，她也只是较平常人多那么一两次而已。最重要的是，这些只是她的日常行为习惯，并没有因此影响身边的人。

艾米是一家省级医院的护士，由于职业习惯，她比家里人要多洗几次手，也更注意个人的日常卫生。但是自从妈妈因为癌症不幸去世后，她总是担心因为在医院上班，也会被传染癌症细菌。因此，她每次下班回家后，总要把双手用力清洗约二十次才觉得放心，并且一定要将自己在医院穿的衣服和鞋子都换洗后才会坐下。

她认为只有这样，才能最大限度地避免被病菌传染。尽管医院的心理医生和治疗癌症的医生都曾向她解释癌症不会这样传染，但她一想到妈妈躺在病床上所遭受的那些痛苦，就无法控制自己的行为。

后来，她的强迫症变得越来越严重，开始讨厌别人碰过的任何东西，也非常讨厌与任何人产生肢体上的接触。她总觉得一切都有可能感染病菌，自己一定要尽量避免。这样的精神状态不仅让艾米本人被折磨得痛苦不堪，也让她的家人、同事深受其害。

通过上述案例我们会发现，那是两种截然不同的状态。真正的强迫症患者会对自己的强迫行为表现出非常明显的抗拒和排斥，但是在其强迫思维和焦虑状态的影响下，他们对自己的行为和认知所造成的冲突无法正常排解。而假性强迫症尽管较常人有些强迫的症状和行为，但本人却没有表现出太多的焦虑和痛苦，他们认为这就是自己的生活习惯和常态。

所以，在对待真假强迫症的问题时，我们需要用更多的包容心来认识自己并改变自己的行为。当自己没有办法辨别时，可以寻求专业心理医生的帮助，而不是一味地沉浸在自责和痛苦中。

第二节　强迫症并不是"强迫"

有一位强迫症患者在医生和自己的努力下被成功治愈，对此她感慨道："我感谢强迫症。如果没有它，我不会这么了解自己，更不会成为如此完整的自己。我们应该面对、接纳、理解过去幼稚的自己，用更理性、积极的方式面对心理问题，而不是逃避。"

这位强迫症患者的话从侧面印证了心理学家的一个观点：人们在处理事情时内心所隐藏的焦虑感是引发强迫症和拖延症最根本的原因。

面对无处不在的焦虑感，有的人会选择将所有情绪集中在一件事上，并且无限放大，然后以逃避的姿态走向拖延症的终点。而有的人则会选择努力摆脱，他们采取的行动是不停地、反复地去做某件事来缓解焦虑，最终出现强迫症的症状。

强迫症的重点在于，反强迫与强迫之间的冲突和斗争，这也是痛苦的根源所在。强迫症不像字面上看起来那么简单，而是一种希望自己不要怎么想、怎么做，但又忍不住去那样想、那样做的冲突性表现。

对于强迫症患者而言，我们应当关注的不是"强迫"本身，而是隐藏在强迫思维和行为下的焦虑不安的情绪、追求完美的态度以及对自己和他人的不信任。其中，最根本的解决之道是消除焦虑不安的情绪。

如果焦虑情绪过多，强迫症状就会表现得特别明显。如果把焦虑控制在一种正常的状态，强迫症状就会随之减轻或者消失。他们时常纠结如何处理"想法""焦虑以及恐惧等情绪""强迫行为"这三者之间的关系，一旦强迫性想法进入大脑，他们就会率先采用与之对抗的方式来尝试摆脱这种想法，随着想摆脱而不得的状态出现，他们会相继产生焦虑、恐惧等情绪，而这种情绪又会促使他们通过强迫性行为反复地确认并尝试挣脱，三者循环往复，最终造成了强迫行为的恶性循环。

魏静最近刚刚升级为一名幸福妈妈。但是在怀孕的过程中，由于过度担心自己是高龄产妇，担心婴儿不健康之类的问题，她已经有了强迫症的初期症状，主要表现为对吃喝问题非常小心，比如明明不喜欢喝牛奶，但是她依然强迫自己每天喝两袋牛奶；明明不喜欢走路和吃水果，却每天强迫自己走一万步，并且吃两种不同种类的水果；等等。

等到孩子健康出生后，魏静和她的家人都松了一口气。家里人本以为魏静的强迫症会在照顾女儿的过程中渐渐消失，但事实并不是这样。

有一天，魏静在帮女儿洗澡时，没有抱稳而导致女儿轻轻地摔了一下。幸好没有什么大事，也不会留下什么疤痕。但是此后魏静的脑海中总会闪现出一些可怕的念头：她会摔死自己的女儿，女儿迟早有一天会因为自己而受到伤害甚至死亡。

一开始她还能非常清楚地告诉自己，这是不可能的事情，自己是杞人忧天。她在抱女儿的时候，也尽量控制自己不去想这些。但越是控制自己不去想，那些念头就越是不断地从脑海中涌现出来。

到后来她变得不敢再去看自己的女儿，更别说靠近和抱起她。针对她的这种情况，心理医生判定她是典型的强迫思维，主要是由于对孩子太过宠爱和担心。

杨光是一个公认的完美主义者，身边的朋友对他的评价大都是"对自己要求极为严格，不容许一丝一毫的差错"。有时候，杨光也会想要不要试着放松一点，不然会给自己和身边的人带来很大的压力。但是多年的生活习惯并不容易改变，这种想法也没有真正实现。

于是他遵循自己的标准生活着，甚至乐在其中。最近，为了锻炼身体，杨光制订了非常详细的跑步计划。他计划每天早晨6点准时起床跑步5公里，然后回家洗澡吃早饭上班。第一天，他6点准时起床，一切都如他想象的那样顺利进行。第二天，他距离6点大约晚了1分钟，这让他失去了昨日的畅快感，总觉得晚了1分钟，就打乱了原计划，接下来的事情也会因为这1分钟而受到影响。

对此，他感到非常挫败和焦虑，甚至有些灰心丧气。第三天和第四天，他依然严格要求自己6点起床，但心里总有困扰和痛苦，感觉这一周所有的努力都因为那1分钟而失败了。想着下一周，一定要完美地执行计划，绝不能再允许这样的事情发生。

因此，在第二周的前6天他都6点准时起床锻炼，但是在最后一天，由于晚上加班，杨光凌晨4点才睡觉。所以直到6点半才醒来，于是他再次感受到无法言喻的挫败感，甚至有一种无地自容的感觉。

在接下来的时间里，杨光总会因为各种各样的意外而导致计划没能完美实现。结果他的情绪越来越失落，他开始强迫自己每天早上必须6点整起床。最近一段时间，他为了能6点准时起床，晚上只睡很短的时间，甚至一夜不睡，一直等到6点出去跑步，等跑完步后再回来睡觉。

结果他的睡眠质量受到了严重影响，他开始抗拒这种必须6点整起床的计划。他告诉自己："就算晚1秒钟或者几分钟又能怎样？"但他就是控制不住自己，只有在6点准时起床才会如释重负。

对于杨光而言，他没有办法接受自己的完美计划被打乱或者有偏差，6点整必须起床成了困扰他的一种强迫性行为。为了避免这种强迫性行为的发生，他采取了一系列的行动试图改变，但最终还是沉浸在痛苦和困扰之中，并且影响了正常的生活。

杨光因为不允许任何误差和变化出现，而让自己深受困扰、痛苦不堪。这种情况对拖延症患者而言其实不是什么大事，他们在晚起之后可能会想：没关系，才晚了几分钟而已，接着跑就行了，或是直接睡觉，明天早起继续跑。

但是在以杨光为代表的强迫症患者看来，哪怕是晚起 1 秒都是非常严重的事情。他们不允许自己的计划有一点点的偏差，更不要说停止一天不跑步。强迫症患者如果想要打破这种恶性循环，就需要放松心态来重新审视自己遇到的问题，并尝试对自己的强迫行为进行控制，保持顺其自然的心态，专心做好该做的每件事。至于隐藏的焦虑、追求完美、怀疑等情绪则需要通过正念、内观等方面的练习去感受和认知，并通过亲身经历体会、感悟，直至最终化解。

第三节　习惯和强迫症的区别

黎强从大学开始就习惯早睡早起，晚上 9 点一过，室友们还在聊天看视频的时候，他就已经默默洗漱准备睡觉了。一切准备妥当后，躺在床上看半个小时的网络视频，10 点钟他会准时睡觉。而此时，他室友们的午夜谈话才刚刚开始。

早上 6 点钟，他总会准时醒来，而且从不定闹钟。多年早起养成的习惯，已经让他调整好精准的生物钟。醒来后，黎强会在床上躺 5 分钟左右，然后下床洗漱喝水，一番整理后外出跑步。当他跑步回来，室友们还沉浸在美梦中。他这个早睡早起的习惯一直坚持到大学毕业，但是在实习的时候他的这个习惯却不可避免地发生了改变。

由于他学的是法律专业，通过考试成功进入家乡的检察院，做了一名检察官。起初，当把之前所学的理论真正用于工作实践时，他感到手足无措。为了能够更快地适应工作，他主动要求领导多分配给自己一些工作。所以他晚上时常加班到凌晨，认真了解其他检察官是如何审查案件的。

这样一来，他早睡早起的习惯就被打破了，生物钟也发生了变化，每天早晨都要被手机闹钟"轰炸"一番才能醒来。但是对于黎强来说，除了熬夜感到有些不适应，并没有其他不适感，因为他深知自己虽然晚睡，但学到了很多新知识。

在黎强的案例中提到了"习惯"，那么究竟什么是习惯？习惯是指"积久养成的生活方式"。关于习惯，美国著名心理学家威廉·詹姆斯曾经说过："播下一个行动，你将收获一种习惯；播下一种习惯，你将收获一种性格；播下一种性格，你将收获一种命运。"

对于习惯，我们并不陌生，我们从小就被家人和老师教导要养成各种各样的好习惯，如饭前洗手、饭后刷牙、早睡早起等。习惯是可以通过个人的努力和坚持慢慢培养的。它可以是一个动作、一种行为，也可以是一种语言表达方式。

习惯可以是人们在成长过程中无意识的一种表现，比如饿了要吃饭；也可以是人们经过一段时间的培养之后的行为自动化，比如每天晚饭后练习钢琴。习惯伴随着人的一生，它无时无刻不在影响着人们的生活方式。良好的习惯可以帮助我们进步，而坏习惯也会潜移默化地产生不良的影响。

那么，既然习惯的形成可以靠后天培养，就表明它具有不稳定性。即便再稳定的习惯，当环境或人事发生重大变化时，其也会随之改变。这种改变在最初也许会带来困扰和痛苦，但一段时间后，我们就会慢慢适应新的环境，不再纠结于过往的习惯。

在上述案例中，虽然黎强早睡早起的作息习惯坚持了很多年，但是当毕业工作以后，由于工作的需要，他必须有所改变，但这种改变不会让他难以适应或感到痛苦。不久，熬夜、靠闹铃起床的习惯就代替了之前的习惯。由此可见，习惯的不适应是暂时性的，一般不会持续存在。

与改变习惯所带来的短暂不适应相比，强迫症所带来的那种不适感是长久的、难以忍受的，必须通过强迫行为来缓解焦虑，以获得心理上的安宁。

强迫症患者清楚地知道自己的行为是无意义的，但是为了消除心中潜藏的焦虑、恐惧和怀疑，他们仍会控制不住去想、去做，因而带来更强的压迫感和焦虑感。与此同时，随着这种强迫行为的结束，他们的心里又会感到一种莫名的畅快感，似乎情绪得到了充分的释放。

陈红今年22岁，是一家企业的普通员工。她有严重的强迫症，已有10年之久。她最开始发病是10年前，那时她一位好朋友的家人不小心被一只流浪狗咬伤了小腿，当时以为不是什么大事，就没有去防疫中心注射狂犬疫苗。但没想到的是，一个星期后，朋友的家人却突然狂犬病发作去世了。

在葬礼上，陈红的这位朋友哭得非常伤心。当时，陈红轻轻拍打着朋友的肩膀，想尽自己的努力来安慰她。但回到家后，她一直担心朋友的家人将狂犬病传染给朋友，再通过朋友传染到自己身上。尽管从医学的角度分析，这种情况不会发生，但陈红就是没有办法控制自己不去想这个可怕的"假设"。

她感到非常恐慌，将双手一直浸泡在水中不停地搓洗，直到双手变得通红，甚至有些脱皮。后来在父母的劝说下，她才相信不会有相关的病菌传染到自己身上。为了消除她的这种恐惧感，家人带着她去疫苗中心注射了狂犬疫苗。这样，陈红的强迫症症状才有所减轻。

一年后，陈红偶然看到新闻中关于世界艾滋病日的报道后，她又开始怀疑自己是不是感染了艾滋病。于是她又像上次那样频繁地洗手，不管碰到什么东西都要洗手，她总觉得周围的一切都是那么"脏"。别人哪怕只是轻轻地触碰到她或是她的衣服，她都会迅速回到家中，将衣服和身体都清洗好几遍。

而且除去必要的社交活动，她避免一切与别人接触的机会。不久，她的强迫症症状变得更加严重。只要家里有客人到访，她就会表现得焦虑不安。等客人离开后，她会立即将早已准备好的酒精和消毒液拿出来，将客人接触过的地方反复擦拭清洗。再后来，无论她有多忙，下班后都会将家里的每一个角落仔细清洗一遍。而且她不敢再看电视、听广播，只要听到谈论任何流行病的只言片语，她都会没来由地发慌和恐惧。

后来她实在受不了而去寻求心理医生的帮助时，她的病情已经发展到不敢碰触任何别人碰过的东西，怕伤害自己。

陈红属于典型的强迫症患者，如果不让她清洗双手，只是一味地告诉她"不会传染"，这是徒劳的。在她的执念里，她想要通过反复洗手来消除自己对传染病的恐惧和焦虑，如果在别人的影响或强制下没有完成，她的强迫症状和焦虑会进一步加深，甚至会有躁狂的倾向。

所以说，习惯和强迫症有着明确的区别，强迫症是一种精神疾病，习惯是一种生活方式。习惯的改变虽然会让人暂时失落和不适应，但最终能够很好地接受。而强迫症人群没办法接受改变，对于他们而言，改变意味着失去安全感并产生更多的焦虑感。

第四节　顺其自然的"森田疗法"

不管是精神科还是心理科的医生，他们对治疗强迫症都觉得很为难，因为强迫症是迄今为止"最顽固、症状最复杂多变、患者感觉最痛苦"的一种神经性疾病。

对于强迫症的治疗，现在主要采取心理治疗和生理治疗两种方法。而通常情况下，在治疗过程中不能单独使用某一种方法，而是应当将这两种治疗方法有效地结合起来，协调配合。截至目前，在针对强迫症的治疗中，被大家公认有效的治疗方法是"森田疗法"。它从日本传入中国已将近20年，经过心理医生的深入研究和广大患者的应用和实践，已经有了更进一步的发展。

对于强迫症患者而言，如果想要战胜强迫症，最重要的一关就是消除心里的焦虑感。日本东京慈惠会医科大学的森田正马教授在经过一系列的研究和实验之后，依据庄子的思想，提出了以"顺其自然，为所当为"为主要原则的"特殊疗法"。1938年，他因病逝世后，他的学生将这种疗法改名为"森田疗法"，也称"禅疗法"。最初，"森田疗法"主要适用于"强迫症、社交恐怖、广场恐怖、惊恐发作的治疗等"，后来，它对抑郁症等也有一定的治疗效果。如今，"森田疗法"被更多地应用在强迫症的治疗中，并且取得了很好的治疗效果。

"森田疗法"强调对神经症尤其是强迫症的治疗，医生不能只着重改变表面的强迫症状，而应当把重点放在治疗潜藏的焦虑感、恐惧感等本质问题。所谓"顺其自然"，从自然发展规律的角度来看，日升月落就是自然，它不会因为个人意志而有所改变。

但是从心理学的角度来看，"顺其自然"并不意味着可以对自己的情绪、思维和行为放纵不管，而是希望人们能够正确地认知自身存在的缺点和不良情绪，并且不再逃避和抗拒。世界上没有完美的人，也没有什么事情可以做得完美无缺。有快乐就有悲伤，有失去就有得到，每一种情绪或每一个错误都是合理存在的，我们应当追求上进，但在这个过程中要学会顺其自然，接纳所有的伤痛、挫折、痛苦和焦虑。

"顺其自然"强调的是对自我情绪的接纳。消除强迫症症状不是我们的根本目标，我们的根本目标是学会带着"病症"去生活，把自己从反复想要消除强迫症症状的泥潭中解放出来，消灭反强迫的念头，重新调整生活。

我们再来看看"为所当为"讲的是什么。简单地说，"为所当为"就是告诉患有强迫症的人要学会放松，带着强迫与反强迫的痛苦去认真做自己应该做的事，比如吃饭、睡觉、学习、玩乐等，而不是一味沉浸在强迫症的痛苦之中。

森田教授在创立"森田疗法"之初，曾经遇到一位上门求助的社交恐惧症患者。当时他对那位患者说："你现在出门到商场为我买一件东西。"患者面带恐惧地回答道："我不敢。我没有勇气去面对那么多人，也不敢和他们说话。"森田教授鼓励他说："没关系，这件事情不需要勇气。只要你现在出门，走进商场去把东西买回来就行了。"在森田教授的劝说之下，那名患者惴惴不安地出发，然后顺利地买来了指定物品。

在这个故事中，森田教授运用"顺其自然，为所当为"的治疗原则，指导患者带着症状投入生活中，并且做自己想做的任何事情。一段时间后，患者的强迫症就奇迹般地消失了。

　　唐燕是一名强迫症患者，而在小时候她是邻居教导自家孩子时举例表扬的对象，也就是大多数父母常说的"别人家的孩子"，也是同学眼中学习的榜样。她享受着这种被别人仰视和夸奖的感觉，但同时也承受着巨大的压力。

　　为了一直保持好成绩，唐燕拼尽全力考进了省重点中学。但是进入这所学校后，处于青春期的她总会胡思乱想，被一些杂念所困扰。此外，由于省重点是全省尖子生的集中地，她在那里并不是特别优秀。为了继续保持自己在别人眼中的优秀形象，她开始强迫自己做题和背书。即便是在吃饭或休息的时候，她也总是强迫自己复习老师课上所讲的知识或者要求背诵的内容。

　　如果某天她感觉很累，想要好好吃饭，她就会感到莫名的恐慌和无助，她一方面想："我真是太累了，好好吃顿饭再学习吧。"另一方面又会想："不行，怎么能说放弃就放弃。本来自己就已经很落后了，不努力怎么行，累又算得了什么呢？"

　　在这种矛盾的强迫思想的影响下，唐燕的学习成绩不升反降。成绩落后更加深了她努力学习的想法，她固执地认为如果不强迫自己，说不定还会更差。

　　在长期的焦虑和担心下，她的记忆力和睡眠质量不断下降，最终只好休学回家。

后来，父母带她到心理门诊进行咨询，医生建议使用"森田疗法"进行过渡治疗，直到她学会和强迫症状和平共处。在第一个阶段的治疗中，她仍然坚持每天看书，但是学会了鼓励自己："我今天真是太棒了。尽管感觉有些痛苦，但仍然坚持看书了。"

当平稳度过这个阶段后，在第二个阶段她逐渐懂得在看书的过程中偶尔想要放弃，或者头脑被杂念占据都是正常的。应当允许并接受它们的出现，而不是强制性地进行自我控制。

在第三个阶段，她已经不需要刻意提醒自己必须静下心来看书，而是跟随心意，想看的时候就认真看一会儿，感觉实在看不进去的时候，可以做其他事情。经过一段时间的治疗，唐燕的强迫症状大大减轻了，现在她基本已经可以做到想看书的时候就认真看，不想看书的时候不勉强自己，因此学习成绩也有了一定的提高。

在《神经衰弱与强迫观念的根治法》一书中，森田教授写道："其实强迫症'自愈'的过程不是我们摆脱症状，而是症状摆脱我们，是一种被动的过程。做到顺其自然，为所当为，对症状不理不睬，它就会自动消亡。"但是为什么有的强迫症患者在治疗的过程中，症状不但没有减轻，反而更加严重了呢？

其实，这是由于他们没有准确地理解"顺其自然，为所当为"的治疗原则所包含的真正含义，也没有认真想过放弃与顺应究竟指的是什么。对于强迫症而言，放弃与顺应的第一步应当是接纳自己强迫的症状。只有这样，我们才能更好地将精力集中在应当做的事情上，而不是一味纠缠于强迫的症状。比如每个人生来都要依靠摄取食物来维持生命，这是一件正常的"为所当为"的事情，所以我们不会感到每天吃饭是不正常的事情，不会疑惑为什么每天都要吃饭。但是对于强迫症患者来说，他们只有接受"每天吃饭"这件事情，才会真正忘记强迫症。

放弃与顺应的第二步是注意在治疗过程中的"拦路虎"——理性和自我纵容。强迫症患者在正确运用"森田疗法"并取得一些效果之后，一些患者及其家人就会在感觉良好的状态下放松警惕。比如一位强迫症患者每天会不停地洗手，在治疗过程中他有时会想："之前确实是我想太多了，就算一天不洗手又能怎样，不还是可以生活得很好吗？"这样想有助于治疗，但是哪一天心血来潮，他又会想："不管怎么说，人还是要干净一些才好。毕竟现在社会上传染病、病菌什么的太多了，应该多加注意和防范。"

当他这样想的时候，也就意味着强迫症状开始复苏。在这个过程中，他给了自己非想不可、非做不可的理由，而且在自我说服"不停洗手是正确的"过程中，再次回到了强迫与反强迫的矛盾中。

也有的强迫症患者在自身症状得到一定程度的缓解之后，就想要再去挑战或者证明自己已经摆脱了强迫的状态，于是刻意开启之前那种强迫的观念，将自己再次置于危险的边缘，但这样稍有不慎就很可能再次回到治疗的原点。

第八章　孤独的人并不可耻

英国小说家毛姆在《月亮和六便士》中写道："我们每个人生在这世界上都是孤独的，每个人都被囚禁在一座铁塔里，只能靠一些符号同别人传达自己的思想。而这些符号并没有共同的价值，因此它们的意义是模糊不确定的。我们非常可怜地想把自己心中的价值传送给别人，但是他们却没有接受这些财富的能力。"其实，如果人类能够将自己所经历的孤独分门别类、排列等级，那么最终极的孤独大概就是上面提到的生命的孤独。

纪录片《孤独》由奥利维尔·斯默尔德斯拍摄完成，曾荣获1989年布鲁塞尔国际短片节最佳纪录片金奖、意大利都灵国际短片节金奖等国际奖项。作为比利时先锋电影导演，奥利维尔·斯默尔德斯将镜头推向精神病院中患有不同心理疾病的儿童。这些患有抑郁、自闭、狂躁等精神疾病的儿童在有着高高铁丝网的医院里生活，他们一人一个房间，他们的面容是那样天真可爱，但眼中却满是忧伤和惊恐。"孤独"地活着，就是这部让人心碎的纪录片所传达的想法。

在歌曲《叶子》中，阿桑用沙哑且富有质感的声音唱道："孤单，是一个人的狂欢；狂欢，是一群人的孤单。"孤单和孤独总是这样如影随形，我们很难分清何为孤独，何为孤单。

行走在繁华的街头，看着成群的人们，有的人会倍感孤单，有的人则会心生孤独之意。孤独，单从字面意思来看，"孤"是古代王者的自称，"独"是独一无二，将其连起来就是独一无二的王者。很显然，这种说法和我们一直以来认知的孤独的含义有所不同。

曾几何时，在人际交往中，倘若一个人被评价为"孤独的人"，可能就意味着他是一个不合群的人，是一个不被大众和社会接受、认可的人。自古以来，中国就是一个人情社会，大多数人很难有勇气将自己完全置于孤独的、特立独行的状态之中。然而，随着生活节奏的加快，无效社交等应酬的增多，让人们在学习工作之余，越来越感到压迫感。他们开始重新追求一种孤独的状态，在孤独中找回迷失的自己。孤独，正逐渐成为一种流行趋势。

第一节　品味孤独

黎巴嫩诗人纪伯伦曾说："孤独，是忧愁的伴侣，也是精神活动的密友。"在人生前行的道路上，要想战胜苦难或取得成功，就必须拥有独自品尝所有情感的心理承受能力。古语有云："高处不胜寒。"无论处于社会顶层，还是在某个行业拥有至高无上的地位，他们都对孤独有着深刻的感受，他们曾为此苦恼，但慢慢地，他们变得享受孤独。

在希腊神话中，有一个著名的人物叫西西弗斯。他由于犯下了不可饶恕的罪过，被天神惩罚推石头上山。但是不管西西弗斯多么努力地将石头推到山顶，石头永远会在日落时分自动滚落至山脚。就这样日复一日，西西弗斯面对的是"永无止境的失败"。他所遭受的惩罚，被后人称为"西西弗斯的苦役"，代表着繁重、徒劳而又永无止境的劳作。然而面对这样孤独的生活，西西弗斯并没有认输。他依然在每天日出之时哼唱着歌谣将石头慢慢推上山顶。

对于西西弗斯来说，表面上的惩罚是推石头，但更深刻的惩罚是不被理解的孤独感。不论欢乐还是悲伤，能够陪伴他的只有沉重的大石头。但在这样的情况下，他依然能哼唱着歌谣保持内心的平静，继续每天努力推着石头，而且没有把推石头看作一件辛苦的事情，这才是最让人震撼的。

无独有偶，中国佛教故事中也曾记录这样一个故事：一个迷茫无助的人找到佛祖，希望佛祖能够为自己指点人生的方向。佛祖慈祥地问："你究竟为什么会感到迷茫无助？"那人回答道："我觉得身边没有人能够真正地懂我、理解我，为此我感到非常孤独。"

佛祖说："你的家人都很关心你，你的朋友也很体恤你，你为何还觉得他们不懂你？"那人说："这些我都明白，虽然他们对我很好，但我仍然觉得，或许我一个人生活也会过得挺好。既然孤独无法避免，那就好好享受它。"

他说完之后，佛祖说："这样吧。我现在将你置于没有人烟的地方，你到那里为我培育一朵花，花开之日也就是你归来之时。"那人听后，满心欢喜地说："好。"

很快，他发现自己已经身处一片森林之中，面前是一片澄净的湖泊，身后有一座小木屋，果真如佛祖所说的那样，荒无人烟，甚至连一只飞鸟也没有。最初，他精心地栽种花苗，每天为它浇灌施肥，有时也会陪它说话唱歌，他感觉自己过得非常快乐，而且非常清静。然而，当他看到花苗长满了可爱的花苞，非常开心地想要和别人分享时，他才突然发现，原来这里只有自己一人。稍一愣神后，他就又继续砍柴做饭。

又过了一段时日，不知道什么原因花苗变得有些枯萎了，生机全无，他顿时感到非常伤心，毕竟这段时间只有花儿陪伴着自己，看着自己欢喜悲伤。那一刻，他多么希望身边有个人出现，给自己一个拥抱，哪怕只是简单的一句安慰也好。

正在这时，佛祖出现了。佛祖问他："花儿长出花苞的时候，你开心吗？"那人回答道："非常开心。"佛祖又问："花儿枯萎的时候，你难过吗？"那人说："很难过。"佛祖再次问道："在这段日子里，你感觉到孤独了吗？"那人低头沉思片刻后说："是的。在花儿长出花苞和枯萎的时候，我感觉到了真正的孤独。如果所有的喜怒哀乐都没有人能够和你一起分享或承担，那该是多么孤独啊。"

佛祖微微一笑，说道："你能明白这个道理就好。你的家人虽然不能完全理解你，但是正因为他们的存在，无论在什么时候，你都不会感到孤独。"

心理学研究认为，人类从原始社会起，就是群居性动物。在群体生活中，我们很容易对群体中的某个人或某些人，甚至某个群体产生一种强烈的感情，并且随着时间的增长，这种感情还会进化成依赖。假如一个人被群体或自己所依赖的人"抛弃"，抑或他感到不被关注，就会因为心理上的不满足感而产生孤独感。

正如寻求佛祖帮助的那个人，他只是将家人不理解自己误以为是"孤独"。其实他并没有意识到孤独的真正含义。他所忧愁的孤独，是每个人在不被理解时呈现出的一种心理感受。

而真正的孤独，是西西弗斯每天将石头推上山顶的喜悦和夜暮时分石头重新落下山脚的无助，是那人看着花儿绽放而欣喜、枯萎而难过时，没有人能够分享心情。真正的孤独，不是温饱过后的无病呻吟，不是有人关爱却纠结于"无人懂得"，它是灵魂在前行道路上的踽踽独行。

其实真正懂得品味孤独的人，会在一个人的世界里体察周围的一切。孤独的人在面对自己时，能坦露出真实洒脱的自我。

第二节　外向的人也可能是孤独的

一般来说，人们总以为孤独是内向者的专利，只有他们才能够真正懂得孤独的失落与美好。至于外向的人，只要他们稍微表现出一点疲累、少言寡语，就会被关切地问候，他们的沉默似乎是那么不正常，外向孤独的人对此大多习以为常。

他们认为自己不被理解是正常的，但又极度渴望被人理解。他们也有内向者细腻敏感的一面，但是由于平日里并没有将其表现出来，所以会给周围的人营造出一种"内心强大"的假象，结果在最需要安慰的时候总是独自一人。

对于外向孤独症患者而言，外向有时是为了生存的需要。为了能够更好地在社会上立足，他们只能隐藏起自己内向孤独的一面，将外向开放的一面展现在众人面前。内向则是因为在人群中待得久了，难免会产生一些郁闷、疲惫的情绪，如果不通过独处及时释放出来，就很难重新恢复精力。

从心理学的角度来看，外向孤独症更像是一种网络语言，是时代发展的产物，而不是医学意义上的"孤独症"。它主要表现为：在日常生活中给人们的印象是热情、开朗、外向的，善于交际，有很好的人缘，是大家心中的"开心果"。每天在人群中谈笑风生，但在人群散去、只剩下他自己的时候，他会摘下微笑的面具，孤独地置身于黑暗之中，他的孤独只有月亮能够看到。

当太阳升起，他又会重新满脸笑容地走进人群中，活力四射。如果非要给他一个准确的名称，可以是"外向的孤独"。每个人的性格都是复杂多变的，可能同时存在着外向的一面和内向的一面，只不过有的人表现得沉默寡言，有的人则表现得开朗大方。但这些表现并不意味着某个人就一定是外向或内向的人，孤独并不专属于内向者。

对于外向的人而言，当他们脱离人群，往往更加渴望独处的宁静时光，从而深刻理解孤独的真正含义。如何能够准确地区分孤独症与外向孤独症，网上流传着一份关于外向孤独症的判断标准：

"第一，手机基本不离身。第二，在不同的人面前会有不同的态度和表现。第三，早熟，从小就是"智多星"和"唐僧"。懂得很多道理，却说得多做得少。第四，有时候很神经，笑得没心没肺，有时候在人群中却很沉默。第五，他们会因为别人的一句话伤心，但不会轻易被别人发现。第六，善于倾听，懂得安慰人，但是当自己感觉悲伤时却没有人安慰。第七，无论大事小事都喜欢自省，经常怀念过去的人和事物。第八，朋友很多，知心的朋友却很少，异性知心朋友更少。"

陈奕迅在《孤独患者》中唱道："我不唱声嘶力竭的情歌，不表示没有心碎的时刻。我不曾摊开伤口任宰割，愈合就无人晓得我内心挫折。活像个孤独患者，自我拉扯。外向的孤独患者，有何不可。

笑越大声，越是残忍。"在宣传专辑《孤独患者》时，陈奕迅表示自己就是一个"外向孤独患者"。

舞台上的他有着旺盛的精力和许多新奇的装扮与举动，在面对媒体采访时他也是侃侃而谈、幽默风趣，在众人面前的他总是那样活力满满，带给人们新鲜感。但他称自己最懂《孤独患者》，因为这首歌在整张专辑中最贴合自己当前的状态，并能从那些歌词中找到许多共鸣点。

谈起现在的工作和生活状态，陈奕迅有着掩饰不住的疲累，他说："最近一直在外面开演唱会、做宣传，很长时间都没有办法回家。但只有回家才会觉得自在，真的很想回家安静地待着。这两年工作很多，经常要坐着飞机到世界各地飞来飞去，整个人都很疲惫。虽然赚到了一些钱，却发现自己的心情越来越低落，就像这首歌曲一样沉重。作为一个艺人，一个歌手，非常希望得到人们的关注，但是有时候真的感觉很累，不想强颜欢笑地打招呼，不想勉强自己说话。可是没有办法，一旦站在舞台上，似乎就没有办法叫停了。"

瑞霞是一个水瓶座女孩，在一家省级幼儿园做幼儿教师。她的工作性质决定了她要耐心、细心，并且活泼开朗。在和小朋友相处时，如果他们哭泣打闹，她必须耐心地开导他们。在课堂上，她还需要绞尽脑汁地通过各种方式来吸引孩子们的注意力。

在同事们眼中，瑞霞是一个积极开朗的姑娘，她似乎每天都有非常开心的事情。不论什么时候，哪怕孩子们哭闹得再厉害，她也总会温柔地安慰和开导他们；在朋友们看来，瑞霞好像无所不能，无论他们有什么事情，瑞霞总会热心地帮忙，并且处理得当；在幼儿园领导心中，瑞霞是一个工作积极、肯吃苦、善于交际而且乐观的人。

总而言之，在别人眼中，她是一个十分开朗又热心的女孩子。但是回到家中，父母看到的却是一个沉默、不喜欢说话，不是坐在客厅里不停地玩手机，就是把自己关在屋子里看书、听音乐的人。她本人对于自己这种人前人后的巨大反差也非常无奈，她说："毕竟我也只是一个普通人，精力有限，在外面不得不外向开朗。但面对父母时就比较放松，不需要刻意微笑。虽然回家没有和他们说话，但实际上我是非常轻松的。"

对于外向孤独患者来说，一定要把握好外向与内向两者之间的守恒定律。外向的人并不代表就必须永远是快乐的、充满热情的，他们也可以敏感脆弱。孤独是我们每个人都必须学习的人生课程。

在纷繁复杂的世界中，总有一些时刻需要独处来思考过去、现在和未来。从这个意义来讲，每个人都是外向的孤独患者。漫画家也曾经在微博上推出一系列治愈系漫画，其中就有关于"外向孤独患者"的治愈药方，比如"手机不离身，那就把智能手机换成大哥大，只能打电话就不会老想着玩了""对待不同的人有不同的性格，只要大家不再一味迎合别人，勇敢做自己""会因为别人一句话伤心，但不会被发现，这种病症的药方也很简单，那就是别把伤心憋成心病，有委屈就要说出来"等。

这些针对外向孤独患者开出的药方虽然简单粗暴，但也蕴藏着一些生活道理。所以患有"外向孤独症"的人，在日常生活中可以这样做：

第一，懂得为自己的时间留白，享受孤独。外向的人总是忙碌在不同的社交应酬中，他们的精力都在外面消耗殆尽。这样很容易在心里积攒一些不良情绪，这就需要学会忘记所有的社会角色，为自己留出时间，用来调节情绪。比如，选择一个星期天的下午，一个人待在房间里看书、听音乐，或者做一些自己平时一直想做却没时间做的事情。或是将手机关机，到大自然中走一走。此外，外向孤独患者要学会享受孤独，别再为突然空闲的时间感到焦虑。

第二，建立一个属于自己的私密圈子。在这个圈子中只有两三个人，大家彼此熟悉，不需要装腔作势，能感觉轻松自在，而且可以成为彼此信赖的依靠和坚强的后盾。

第三，多陪伴父母。古语有云："子欲养而亲不待。"外向孤独患者总是有很多朋友、同事甚至陌生人需要陪同，而留给父母的时间却很少。但是在这个世界上，最了解、最关心自己的人还是父母。无论在外面有多么疲累，回到家里总是能让人紧绷的状态放松下来，感到安全和温暖。

第四，旅行和锻炼。外向孤独患者真正属于自己的时间并不多，当你倍感孤独的时候，可以选择旅行或锻炼的方式，在旅途中或运动场上放松自我，寻找自己的初心。

第三节　孤独是把双刃剑

作家张方宇在《单独中的洞见2》中写道："孤独是一把双刃剑，它使内在丰富的人更加丰富，使内在空虚的人更加空虚。"从心理学的角度来看，所谓孤独，指的是个体在主动或被动的情况下缺乏正常的社会接触。

孤独产生的原因繁多且复杂，主要根据每个人不同的经历、性格特点等进行具体判断。有的是由于事业发展过程中遭遇挫折，有的是因为得不到周围人的理解，也有的人将自己主动置于孤独的状态中，寻找内心的那一份宁静。孤独是一把双刃剑，你怎样看待它，它就如何回报你相应的生活状态。

美国休斯敦市有一个名叫雅丝敏·埃莉比的女人，她在自家附近的教堂里举办了一场令人惊叹的婚礼。因为与她结婚的对象既不是男人，也不是女人，而是她自己。原来在她38岁生日的时候，曾经许下这样的生日愿望：如果40岁时还没有找到可以结婚的真爱，那么她就嫁给自己。在过去的两年时间里，不仅她自己，连身边的亲朋好友也在全力帮她寻找合适的结婚对象。

但是很遗憾，她最终没能找到那个可以和她一起步入婚姻殿堂的人。对于埃莉比来讲，这场婚礼更多的是表现自己面对孤独时的一种态度。不管婚前还是婚后，她都是孤身一人生活着。从少年到中年，她一直在协调这种没有伴侣的孤独感。

精神分析学派的最新研究成果显示：人类在成年初期，也就是18—25岁这个阶段，最重要的任务就是解决成长过程中所产生的孤独感和亲密感之间的冲突。在这种冲突中，要尝试着与他人建立一种爱的关系，并且借助友情或者爱情建立亲密的情感联系。

面对无处不在的孤独感，有的人则表现出一定的不适感。在孤独中，他们感到沮丧、自责和烦躁。当孤独袭来，他们既抗拒、无助又害怕、不安。在这样复杂心理的影响下，他们对自己的社会关系表现出强烈的自卑和不满，这是非常消极的情绪状态。

小芳是一家公司的普通职员，同事们对她的评价是工作方面没有什么大问题，但她总是独来独往，不怎么合群，性格比较孤僻。其实小芳知道同事们对自己的看法，但她的性格就是这样，想要改变却深陷孤独的旋涡中无法自拔。其实，这一切都源于她童年时期的经历。

小芳曾经是一个留守儿童，在她很小的时候，父母就到外地打工，家中只留下她和年迈的奶奶。每天放学后，她都要赶紧回到家里砍柴、做饭，然后喂奶奶吃饭、洗漱等。把这一切做完之后，她还要连夜赶做老师布置的作业，根本没有时间，也没有精力去想自己是否孤独，为什么不能像其他小朋友那样依偎在父母的怀里撒娇。

上初中以后，她唯一的依靠——奶奶也离开了人世。于是每天放学回家后，她面对的都是冷清的家和冰凉的床，小芳第一次品尝到孤独的滋味。

她不禁黯然神伤，为什么自己一直孤身一人？学习成绩进步了也没有人分享，受到同学欺负也没有人保护，伤心难过时也没有人安慰，哪怕一句温暖的话也没有。所有的一切，她都必须一个人默默承受。

这样的家庭生活和成长环境，让小芳慢慢变成了一个沉默寡言的人。她不怎么和同学们来往，也不和别人建立友谊。其实她也曾试着和班里的两三个女生一起吃饭、玩乐，很努力地想要融入她们的生活圈子。虽然她获得了一些欢乐，但更多的是不适应。尽管她渴望和更多的人接触，但依然处在孤独之中。

所以，不管是在高中、大学，还是毕业后工作，小芳大多数时间都是独自生活。从最初的抗拒孤独到现在的听之任之，她消极地认为，既然我生来就是孤独的，那就让我一直孤独下去吧。"认识那么多人又有什么用呢。只要每天好好工作，有稳定的工资供我生活，就让孤独与我为伴吧。"

小芳没有采取积极的态度来战胜孤独，而是用消极的做法让自己沉浸在孤独中无法自拔。表面上她似乎已经能够很好地享受孤独，但内心深处并没有领会孤独的真正含义。其实，她仍然渴望理解与被爱，渴望人们的关心和喜欢。

关于真正的孤独，法国短篇小说巨匠莫泊桑曾经说过："我多次注意到，当一个人独处时，智慧就会增长，就会上升。在群体之中，每个人都设法追随他身边的人。聚合体通过它的力量将他拉向它的方向，就像潮水将鹅卵石一并卷走。卷入其中的人，无论其教育水平、文化程度或者社会等级如何，结果都一样。如此便是对群体意志的沉湎，也使个人意志被吞噬。真正的孤独者便是洞察了这种不可言喻的狂兴，这种神圣灵魂的出卖，因而抗拒群体，抗拒主流价值。"而高尔基谈及贯穿罗曼·罗兰一生的孤独时说道："一个人越是不同凡俗就越伟大，也越孤独。对于他这样的人来讲，孤独只会让他变得更加深刻、更加明智地观察生活的需求。"将孤独演绎到极致的，还有荷兰后印象派画家凡·高。

了解凡·高的人会深刻感受到凡·高的孤独。但凡·高不抗拒孤独，而是将自己的灵魂和思想用画笔一点点地表现在画布上，即使在当时没人能懂得和欣赏他的孤独。

凡·高出生在荷兰的一个牧师家庭，他从小性格内向，不论是在家里还是在学校，他都沉默寡言。这种性格使他并没有太多的小伙伴，就连他母亲也不是特别喜欢他。

在他 18 岁那年，他已经游历了世界上的很多国家和城市。一次偶然的机会，他选择了绘画作为情绪的表达方式。当时，家里没有一个人赞成他去学习绘画，只有弟弟提奥表示支持。即便在青年时期才开始学习绘画，凡·高对自己的绘画天赋和能力也有一定的自信。他曾满怀激情地对弟弟提奥说："我有一种作画的强烈冲动。"他绘画到激动时会直接将所有颜料泼到画板上，然后用手掌和手指代替画笔作画。他这种豪放另类的作画方式，让教授和老师感到吃惊。

1888 年，凡·高孤身一人来到法国南部的田野上。他被这里绚烂明艳的阳光和一望无际的田野深深吸引，一瞬间泪流满面。在接下来的日子里，农夫们总会看到一个不戴帽子的人，从日出到日落背着画板和颜料行走在田野中，即便他们和他打招呼，他也不会回应。

正是在这片美丽的田野中，凡·高创作出了伟大的油画《向日葵》。而此时他已经挥刀割下自己的右耳，被人们看作"艺术的疯子"。综观凡·高的一生，他基本生活在别人的冷漠和不理解中，孤独是他生活的常态。但凡·高并没有因此萎靡不振，他将所有的精力都投入绘画中，用自己对绘画的热情去表达心中的激情、梦想、渴望甚至悲痛。

凡·高选择用才华和梦想来填补孤独，用 8 年的时间创作出一系列震惊世人的作品。他希望可以通过绘画这种形式让生命更有价值。

虽然孤独伴随凡·高的一生，但孤独也蕴含着无与伦比的能量。有歌曲提到凡·高："我们生来就是孤独，我们生来就是孤单，不管你拥有什么，我们生来就是孤独，让我再看你一眼，星空和黑夜。"

孤独是一把双刃剑，我们一方面要避免像小芳那样沉浸其中消极对待，另一方面也可以像凡·高那样，虽身处孤独中，却在其中创造出成就。其实当灵魂充盈时，孤独也会变成一种美好。

第四节　孤独和寂寞

李清照，我国古代著名女词人，是婉约派的代表人物，有着"千古第一才女"的美称。刘大杰在《中国文学发展史》中评价她："李清照是中国古典文学史上有崇高地位的天才女作家。她的词源于真实的性情与生活的表现。她生逢国变、家破人亡，她的笔下，虽没有直接反映现实，但我们要知道她丈夫的死，她的流浪贫穷，她改嫁事件的受冤，都是那个乱离时代、封建社会直接给她的迫害。她正是当日一个受难者的代表；她的生活情感，也正是当日无数难民的生活情感。"

作品反映人生，这句话用在李清照的身上再合适不过了。她前半生家境优裕，生活幸福美满，词作大多清新秀丽，内容也多描写自己日常的闲适生活。而她后半生遭遇国破家亡、流浪落魄之后，词作风格变为感伤落寞，内容也多为感叹自己的身世不幸，抒发对美好往事的怀恋之情。

如果说李清照的前半生是幸福的，那么她的后半生就是孤独、惆怅的。在其作品《点绛唇》中，李清照写道："寂寞深闺，柔肠一寸愁千缕。惜春春去，几点催花雨。倚边阑干，只是无情绪。人何处，连天衰草，望断归来路。"这首词表面上抒发了对春天流逝的感伤情绪，而实际上描述的是自己对离别之情的万般愁绪。李清照从寂寞之愁写到自己的伤春之愁，又描述了女子心中"无情绪"的状态，最后写了盼望思念之人归来的愁绪。整首词在情景交融的描述中，将愁绪表达得淋漓尽致。

实际上，这首词所刻画的对于爱情执着、情感细腻的女子形象正是李清照后半生的写照，有着化不去、吹不散的寂寞愁绪。

寂寞，表达的是一种介于孤独和落寞之间的情绪，更多地被用来描述此刻或某一刻的心境。关于寂寞，在王小波写给李银河的信中，他写道："什么都不是爱的对手，除了爱。我心里很不受用，寂寞得好像大马路上的一棵歪脖子树。"在他看来，爱和爱的本身可以战胜世间的一切。而一旦这种爱的本身没有得到与之相应的回应，由此产生的失落感就是寂寞，人在寂寞时生活就像歪脖子树一样失去了生机和神采。

寂寞分为情绪性寂寞和社会性寂寞两种类型。其中，情绪性寂寞主要是指因为身边缺少可以相互依赖的人而产生的一种情绪状态。比如李清照在后半生经历家破人亡后，在词的内容及情感表达方面就体现出一种寂寞的状态。

而社会性寂寞，顾名思义，主要指的是个体在社会交往中由于缺乏融入感和归属感而产生的寂寞情绪。最为常见的是一个人到陌生的城市生活，最初，由于文化理念、生活习惯等方面的差异，很难立即融入当地人的生活。那么，在适应的过程中，就常常会体验到社会性寂寞。

需要注意的是，不管是情绪性寂寞还是社会性寂寞，我们都不能一味地沉浸其中，过分地产生自怜自艾的情绪。如果只看到生活中的消极方面，就可能造成更深重的寂寞。著名心理学家安德森曾指出："和那些有着抑郁状态的人一样，长期处于寂寞状态的人也很容易陷入贬低自己的消极作用圈中无法自拔。他们时常会用一种消极的眼光来看待自己所处的这种寂寞状态和压抑情绪，并且经常自我批评，容易自暴自弃。"

在现实生活中，人们往往容易将寂寞和孤独混淆。实际上，它们所代表的感情色彩大不相同。孤独是一种人人可见的状态，同时体现着个体对周边人或事的一种态度。寂寞则主要表现为一种心境，强调的是一种内心的情绪，是一种希望和其他人共同存在却无法实现的感受。

对于孤独的人来说，他们所寻求的是一种理解，而寂寞的人所希望的是一种陪伴。一旦寂寞的人得到人世间普通的温暖，他们的寂寞病症就可能自动痊愈。

孤独强调的是"独"，它是一种状态，一种精神上的自由。对于孤独的人而言，身边没有人陪伴不会让他们感到难过，但如果没有人能够依靠，这种情绪就会蔓延开来。孤独，更多的是寻求一种理解，一种身处人群之中却不与人为伴的清醒。

有时，孤独会让人感到愉悦，甚至享受其中。但有时孤独也会让人感到不愉快、烦躁，甚至难过。综观历史上的出色人物，孤独

是他们生活的常态，也正是在这种孤独的状态中，他们取得了在各
自领域的成功。

史铁生在 1972 年因双腿瘫痪而结束插队返回北京，后来又患
肾病并发展为尿毒症。在他生病的日子里，他每天还要面对不少前
来探望的人，心中有些无奈。为了避免这种苦闷的心情，他常常会
自己摇着轮椅到家附近的地坛读书。在那里，他找到了只属于自己
的一片天地。

有时他会寻一个僻静处看书，有时也会仰起头从树叶的缝隙中
仰望蓝天，在这样孤独的日子里，他感觉内心丰盈而充实。也正是
在这种孤独的情境中，他写出了细腻而深刻的文字："孤独并不是
寂寞。无所事事你会感到寂寞，那么日理万机如何呢？你不再寂寞
了但你仍可能孤独。孤独也不是孤单。门可罗雀你会感到孤单，那
么门庭若市了怎样呢？你不再孤单了但你依然可能感到孤独。孤独
更不是空虚和百无聊赖。孤独的心必是充盈的心，充盈得要流溢出
来要冲涌出去，便渴望有人呼应他、收留他、理解他。孤独不是经
济问题也不是生理问题，孤独是心灵问题，是心灵间的隔膜与歧视
甚或心灵间的战争与戕害所致。"

总而言之，孤独和寂寞有区别又相互依存、融合。孤独并没有
那么可怕，毕竟人生而孤独，孤独的人会因为理解生命的真相而感
到快乐自在，达到另一种人生境界。

第九章　你抑郁了吗

　　在某年的春节联欢晚会上，宋丹丹调侃崔永元："小崔，听说你抑郁了？"此话一出，观众哗然大笑。这个小品播出之后，社会上就出现了一句网络流行语："今天，你抑郁了吗？"自此，人们开始相互开玩笑，只要身体或情绪稍有不适，就会调侃道："我好像抑郁了。"

　　一时间，抑郁症走入人们的视野。对于那时的崔永元而言，能够接受在亿万人面前被调侃，在某种程度上表示他已经从抑郁的状态中走出来了，并且能够比较坦然地面对自己的抑郁经历。在晚会结束后的采访中，崔永元也表示，之所以这样做，是希望可以通过自己的亲身经历给那些患有抑郁症，并且在同抑郁症做斗争的人带去一些勇气，让他们在面对别人异样的眼光时也能够坦然地说一句："看，没什么大不了的，崔永元不也有抑郁症嘛！"

　　在心理学中，抑郁症又被称为抑郁障碍，主要包括心境恶劣障碍、重度抑郁障碍、季节性情绪失调三种。它们都以"显著而持久的心境低落"为主要临床特征，主要表现为在日常生活中思维变得比较迟缓，反应也变得比较迟钝。同时，患者的意志力减退，变得不愿出门、交流，缺乏自信，即便处于欢快的氛围中仍会情绪消沉、闷闷不乐，严重时会失眠、早醒，甚至产生自杀倾向。他们无法感受到日常生活中的快乐，甚至会出现幻觉、妄想等症状。

对于抑郁症患者而言，他们的抑郁症状大多有反复发作的倾向，但大多能得到缓解。据调查研究显示，迄今为止，全世界共有 3 亿多抑郁症患者，而且在 2020 年后，抑郁症可能会成为继心脏病之后的第二大疾病。也就是说，抑郁症已然成为现代文明社会最可怕的敌人之一。

第一节　抑郁情绪与抑郁症

十几年前，抑郁症还只是一个心理学的抽象概念，并不被普通民众所熟知，似乎也没有今天这样高的发病率。当时的心理学家和心理医生希望人们能够对抑郁症有所认识，能够引起足够的重视。然而，不管他们如何努力，当时对抑郁症及其危害的知识普及一直没有达到预期的效果。

后来不知是否因为三毛抑郁自杀、张国荣抑郁跳楼身亡等消息太过震撼，或是春节联欢晚会上崔永元借宋丹丹的调侃而承认自己曾经患有抑郁症，人们终于开始关注抑郁症。

正如心理学家担心的那样，凡事过犹不及。当抑郁症被人们熟知，它也出现了被滥用、被误解等一系列问题。其中，人们对抑郁情绪和抑郁症之间存在的联系和区别就有着很大的认识误区，很容易将抑郁情绪误以为是抑郁症，引发自我恐慌，进而影响正常的学习、工作和生活。

在日常生活中，我们每个人都会或多或少地在某个时期因为某件事情而产生抑郁的情绪，但是这种情绪通常会随着事情的解决和个人心理的改变而逐渐消失。抑郁情绪基本表现为心境低落，也可以形容为不开心、苦闷，想要逃避。它更多的是一种情绪，一种伴有其他不良表现和体验的状态，是受到某种影响之后呈现出来的一种心境，影响的是个体在短时间内的社交生活和心理状态。

李明是一名高三毕业生，作为一个男生，他心思较其他男同学更为细腻、敏感。在高三复习阶段，为了能够考取理想中的二本院校，他拼尽全力复习、做题，但是在考场上，紧张的情绪导致他发挥失常。

考试结束后，他不想回家面对父母，也不想听同学之间相互询问考试状况。他只希望能去一个隐秘的森林，将自己放逐在那里安静地待着，谁也不见，也不和任何人交流。他想要远离现有的一切，对生活中的任何事情都提不起精神，无论做什么都觉得索然无味。

快到查询成绩的时候，他变得更加沉默寡言，晚上睡觉也变得越来越晚，整个人都变得死气沉沉。但当成绩出来后，超出二本线的分数赫然显示在电脑屏幕上时，他之前的颓废情绪立马一扫而空，心情顿时明朗起来，他又恢复了以往的阳光和自信。

对于李明而言，他的这种表现就是典型的抑郁情绪，这种情绪会随着理想的成绩立即消散。而如果成绩不尽如人意，家人再给他比较大的压力，那么细腻、敏感的他很有可能会由单纯的抑郁情绪发展为抑郁症。

在心理学中，凡是带有"症"字的疾病，就意味着这种状态持续了相当长的一段时间，可能是两周，也可能是一个月，甚至是几年。因此，患者表现出的更多的是一种无能为力的状态。因为它是一组抑郁情绪的综合，是以抑郁状态为基础表现出的"一系列相对应的、多米诺骨牌般的"改变，而不是单一的情绪问题。

总体而言，抑郁情绪是每个人都会遭遇的，抑郁症则是抑郁情绪的累积，影响范围更为广泛，无论心理状态还是人际关系都会受到相应的损害。

关于抑郁情绪和抑郁症，用一句简单通俗的话来形容就是："没事也抑郁，就是抑郁症；有事才抑郁，就是抑郁情绪。"

第二节　一万个抑郁的理由

2005 年 3 月，中央电视台著名主持人崔永元在《艺术人生》中坦承自己患有抑郁症，并且病情较为严重。这是他第一次公开承认病情，同时也借此宣布自己离开《实话实说》节目的原因。这个消息的公布，不仅让喜欢收看《实话实说》的观众朋友无法接受，就连崔永元的很多同事也表示非常吃惊。

崔永元出生在天津，由于父亲工作调动而迁至北京上学生活。后来他考上了中国传媒大学新闻系，并且在大学毕业后顺利进入中央人民广播电台和中央电视台。1993年他进入《东方时空》节目组，1996年开始正式以主持人的身份主持《东方时空》周日特别版《实话实说》，进入主持事业的辉煌期。为了能够不辜负领导对自己的信任和观众对自己的喜爱，崔永元不分昼夜地对节目选题进行筛选修改，查阅大量的国内外相关资料，亲自联系嘉宾，并且不厌其烦地和嘉宾进行交流、核对稿件等，他希望能够为观众呈现出一档最出色的电视节目。

因此，每一期节目播映结束之后，他不像其他同事那样有松口气的感觉，反而会更加紧张，一旦出现反对、不满的声音，他就会反复地核实、改正。在崔永元和栏目组同事的共同努力下，《实话实说》节目受到了很多观众的喜爱，收视率也呈现节节高升的态势。然而，崔永元感受到的压力也越来越大。他希望将节目做得更好，所以不容许有一丝错误。在这样的精神压力下，崔永元开始失眠，并且日益严重。

崔永元对失眠并不陌生，在他的家族中，外婆和母亲都患有失眠症。从小他就经常听母亲抱怨失眠带来的痛苦，这在某种程度上让他对失眠有过度夸大和恐惧的认知，因此，他不能像其他人那样正常地看待失眠。有时候仅仅是因为比较兴奋而睡不着，也会让他感到特别恐慌，认为自己是否也像母亲那样患有失眠症。

高考的时候，这种失眠的状态在压力下有所显现，晚上当同学们都已熟睡时，他却常常因为睡不着而翻来覆去。工作后，为了做好《实话实说》节目，他昼夜颠倒，不停地核对各种信息，失眠日益严重。晚上别人都睡觉时，他躺在床上睡意全无；白天上班时，他又会疲惫不堪。有一次和朋友听音乐会，当别人都为悦耳的音乐鼓掌时，他却一个人躺在座位上呼呼大睡，令他颇为尴尬。

1999年，《实话实说》成立3年之后，国内不断出现各种与《实话实说》类似的节目以及其他娱乐节目，这在某种程度上导致《实话实说》节目的收视率不断下降，观众对节目的要求也越来越高。这让崔永元感到前所未有的焦虑和危机，他的失眠也变得越来越严重。每天深夜躺在床上他都会扪心自问："为什么会这样？我这样做到底为了什么？我还能坚持多久？"

他不停地寻找原因，希望可以扭转这种被动的局面。即便回到家中，也总是无时无刻不在想着工作，他害怕自己做得不够好，害怕没有尽到最大的努力而导致节目受到影响。在这种高要求、失眠、劳累、不被理解的状态中，崔永元感到痛苦，每次节目录制结束后，他的情绪都会非常低落，就这样慢慢患上了抑郁症。

他开始不停地吃药，孤身一人时会大声叫喊，来缓解内心的痛苦，甚至会不停地拍打自己，出现轻微的自残、自伤行为。但是每次在同事和朋友面前，他又会努力保持乐观的状态，假装自己没有患抑郁症。在崔永元最痛苦的时刻，他曾说："要是能让我好好睡上一觉，我宁愿不要这看似风光的生活。"

2001 年，崔永元感到自己的抑郁症病情逐渐加重。有一次录制节目时，当时两位嘉宾正在就一个话题进行学术讨论，崔永元却由于注意力分散而没有听清内容，多次要求嘉宾进行复述。

在那两年他整个人变得特别憔悴、消瘦，脾气也有些喜怒无常，他甚至产生过自尽的想法。在这样的折磨中，崔永元为是否应该离开《实话实说》节目而矛盾，他认为是这个节目成就了自己，但自己也确实耗费了太多的心力，离开不仅是因为不舍得，更是因为不放心。但是，如果不离开，只会让自己的病情变得越来越重。

他太累了，这种状态对于节目也是一种拖累。经过一番思考之后，崔永元最终在家人和朋友的支持下，向领导和同事说明了自己的状况，于 2002 年宣布离开《实话实说》节目。然而，他并没有向公众解释离开的原因，一时间，人们议论纷纷。直到 2005 年，经历了专业治疗恢复，并创办《小崔说事》和《电影传奇》之后，崔永元终于有勇气在《艺术人生》节目中，第一次向支持他、关心他的观众承认自己曾经饱受抑郁症的折磨，而这也是他当初离开《实话实说》节目的原因。

崔永元之所以会抑郁，除了对《实话实说》节目倾注了太多的心力，有过多的责任和希望，还因为他在成名之后，没能及时看清自己的位置。他将一档节目的成败、收视率的高低等都揽在自己身上，认为这全都是自己的责任，却忘了自己本来就是一个普通人，一档节目的成功需要很多人的努力，失败也同样是很多人的责任，而不仅仅是他一个人的事情。

同时，作为一个理想主义者，在做节目过程中自己的想法一旦被忽视，他就会感到痛苦和无力。当观众和领导都希望他可以有更多插科打诨的幽默段子时，他却认为这些只是为了使节目主题被更好地理解的一种手段，而不是做这档节目的真正意义。

当节目选题越来越偏离受众的真正需要，在偏离理想的道路上渐行渐远，他感到一种深深的无力感。原来自己什么都不能改变，唯一能够改变的只有自己。当理想照进现实，责任感爆发而无法看清自己所处的位置时，崔永元抑郁了。但是关于抑郁的原因，却是他在治愈过程中，经过心理医生的帮助后才渐渐理解的。

那么，对于已经有抑郁倾向或是正处于抑郁状态的人而言，抑郁的原因又是什么呢？有的抑郁症患者，在失眠或是想要自杀的边缘状态时，已经很清楚自己得了抑郁症。但他们对抑郁的原因，却并不清楚。也许他们知道一万个导致抑郁的原因，但真正造成抑郁的原因可能只有一个。而这个原因在每个患者那里都不相同，要想彻底治愈抑郁，就需要患者在心理医生的帮助下，努力挖掘内心深处潜藏的记忆情绪。

第三节　抑郁，我该拿你怎么办

《不要恐惧抑郁症》是由乌尔苏拉·努贝尔所作，他是德国著名的心理学家，在抑郁症的治疗和恢复方面具有丰富的经验。在书中他认为，虽然从表面上看，每个抑郁症患者患抑郁的原因各不相同，但实际上在这些病症背后却有一个共同的特征，那就是所有的抑郁症患者在内心深处都"试图尽可能长时间地躲藏在'一切正常'的表象背后，他们巨大的自控能力和强大的意志力，仍然使他们去履行每日的义务和要求，而把他们的病痛留给自己，不让身边的人有所察觉"。

对于行走在抑郁边缘的人而言，无论是对自己还是对周围的人，他们都保持着自尊和怀疑。他们怀疑病能够治愈，也不愿意让别人看到自己原来如此的痛苦。他们拒绝寻求帮助，选择隐藏病情、独自痛苦，结果从最初的抑郁情绪发展到抑郁状态，到后来发展为抑郁症。

对于程度较轻的抑郁症患者而言，他们通过强迫自己勉强过正常的生活，一旦病情发展为重度抑郁，他们就没有办法继续正常的生活。

随着抑郁人群规模的扩大以及抑郁症患者年龄的年轻化，在抑郁中挣扎或者处于抑郁边缘的人们不禁大声疾呼：抑郁症，我该拿你怎么办？

首先，我们应当思考罹患抑郁的人最需要的是什么，而不是一味地通过科学手段和心理测试来下结论。对于他们而言，最需要的不是解决问题的方法，而是一种切身理解和内心情绪的"连接"。他们更需要的是时间和陪伴，而不是急于进行治疗。

从心理动力学的角度来讲，抑郁其实是"对丧失的一种哀悼，如果说一个人抑郁了，你让他赶快好起来，就等于剥夺了他对丧失的哀悼；如果他缺乏了这种哀悼，可能因此一辈子都会重复在丧失的模式里"。

人的一生中总会面临这样或者那样的失去，也难免会经历消沉或抑郁的时期。在这时，抑郁扮演的是一个保护者的角色，它提醒我们对当前的生活进行新的审视，应当"相应地减少机体活动"，而不是立即叫停，用另一种状态来掩饰抑郁。

小林从小是由奶奶抚养长大的，所以她和奶奶有着非常深厚的感情。可是小林刚考上大学的那一年，奶奶由于癌症突然离世。这对小林而言是一个非常沉重的打击，她没有办法从悲伤的情绪中调整过来。安排完奶奶的后事重新回到学校后，她依然无法走出悲伤的阴影。有时吃饭或上课时，一想起和奶奶在一起的情景，她就会不由自主地落泪。

在这时，她非常不乐意听到同学或朋友对她说："你应当重新振作起来，好好生活。"这些道理她自然知道，但在她心里，更需要的是一些时间和空间。她只想借助抑郁的状态来帮助自己度过这段悲伤的时光，为悲伤寻找一个合理的借口。

其次，抑郁症患者应当正视抑郁。抑郁就像感冒生病，只是一种疾病，并不涉及任何道德方面的问题。由于人们的误解，抑郁症在大多数不知情的人眼中，就像是一种见不得人的病症，导致处于抑郁状态的人不能及时得到治疗，因而使病情变得更加严重。

此外，抑郁症患者应当懂得为自己寻求专业的帮助，而不是仅仅借助药物治疗，甚至不采取任何治疗手段。有很多人，包括一些心理医生认为，依靠镇定类的药物就可以帮助抑郁症患者摆脱抑郁的状态，其实不然，一些药物会导致抑郁症患者处于反复发作、治而无效的状态。

2013 年，一个名叫娜娜的女孩由于罹患抑郁症而自杀。在自杀之前，她曾经在自己的微博上传了一张图片，图片中写明了自己为何最终选择走上自杀这条道路以及如何处理身后事。通过这篇文字可以看到，造成娜娜自杀的原因其实并不是抑郁症本身，而是她在进行抑郁症治疗时，医生再三嘱咐她一定要按时服药，一旦停止服药，病情就可能会加重，也许一辈子都要依靠药物来维持正常的生活状态。

在和其他病友的交流中，她发现很多人已经连续吃药长达 10 年甚至更久，但病情依然没能得到有效的控制，这让她对未来感到非常绝望。她不想过依靠药物生活的日子，也不愿再忍受服用药物带来的副作用，比如变胖、情绪失控等。如果娜娜当时在持续服用药物效果不明显的情况下，能去寻求专业心理医生的帮助，从根本上解决问题，将药物作为一种辅助手段，那她也许就不会那么绝望，也不会选择结束自己的生命。

最后，面对抑郁症，可供人们参考的治疗方法有很多。除了寻求心理医生的专业帮助，更多的还是要依靠患者自身的努力，当然也少不了身边亲朋好友的支持和鼓励。

崔永元在病情最严重的时候，是父母关切的话语和行为将他从自杀的边缘拉了回来。这也间接地告诉我们，亲人、好友的关怀在抑郁症治疗过程中能够起到关键性的作用。

除此之外，要想彻底治愈抑郁症，仍然需要患者本人从根源上改变自己，在心理医生和亲朋好友的帮助下，不要压抑自己的情绪，试着表达自己最真实的感受；不要隐藏和逃避；不要在治疗过程中急于求成。

治疗抑郁症是一个漫长而复杂的过程，也许这一阶段有所好转，但只要稍一松懈，抑郁可能就会卷土重来。所以需要抑郁症患者做好长期的准备，为自己设立一些具体的目标，一点点地努力实现，进而达到彻底治愈的目的。

第三部分

积极应对，化被动为主动

　　拥有成长心态的人会认为"人非圣贤，孰能无过"，只要他努力地做出改变，就值得鼓励与赞扬。这样一来，朋友之间都是以"包容、成长"的态度来相处，就能促进彼此的感情。

　　所以说，转换心态，可以让自己生活得更加轻松愉快，更能以正确的心态看待失败与挫折。

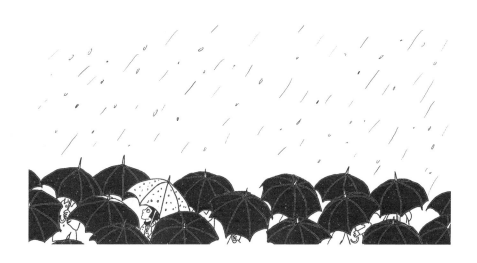

日常生活中，不论是婚恋关系，还是与同事或上司共事，抑或与亲人朋友相处，我们总会遇到各种各样不同的困惑和问题。只有找到合理的解决方法，释放内心，才能最大限度地将曾经的问题变为未来的优势，化被动为主动。

第十章　心态决定一切

　　监狱里，两个囚徒在辛苦的劳作之后抬头望向窗外，他们似乎听到了孩童嬉戏打闹的声音，还有小贩们的叫卖声，对于曾经熟悉的一切，他们深感怀念。囚徒甲在心里默默说："我一定会健康地活着出去，重新感受这喧闹又美好的生活。"囚徒乙却想："原来这些声音是如此的美好。不过真可惜，我似乎不能走出去重新感受这一切了。"在接下来的日子里，囚徒甲一直抱着乐观的心态服刑、劳作，最终以良好的表现而获得减刑的机会，提前出狱，他如愿以偿地开始了新生活。而囚徒乙因为一直处于绝望的情绪，没过多久便因为忍受不了心理的折磨而自杀身亡。

　　同样是囚徒，因为心态不同而出现了不同的结局。同样的生活环境和条件，有人成功，有人失败，有人快乐，也有人忧愁，这一切都源于心态。人世间的这些差异，正是不同心态影响下逐渐体现出来的。有时候，打败我们的不是别人，而是自己的不良心态。影响人生走向巅峰的因素除了客观条件，最重要的是心态。

积极的心态促使人上进，消极的心态则让人消沉。心态决定一切，心态影响命运。正如一位哲人所说："你的心态就是你真正的主人。人生道路上，要么你去驾驭生命，要么就是生命驾驭你。而心态最终决定了谁是坐骑，谁又是骑士。"

第一节　艺术疗法

在一般的心理咨询与治疗的过程中，语言是医生和患者之间沟通的重要桥梁。他们通过语言沟通而达到治疗的效果。不知从何时起，艺术疗法悄然融入心理治疗，并且占据了重要的地位。艺术疗法让心理咨询的形式变得更加多样化，也使心理医师可以从不同的角度，有更多的方法对咨询者进行更为详尽的了解和判断。

对比之前单一的语言咨询，艺术疗法显然具有更明显的优势，它可以让来访者以更快的速度对咨询师打开心门，也可以让咨询师观察到他们内在的需求和意愿。

艺术疗法在西方国家已经得到广泛的应用，在我国也开始逐渐兴起。目前，它正在逐渐成为现代心理咨询和治疗的主要方法之一。同时，它可以帮助现代人舒缓紧张焦虑的情绪，更好地释放压力，以轻松的态度面对生活。

20 世纪 80 年代，美国艺术治疗协会将艺术治疗定义为"提供了非语言的表达和沟通机会"，并且将其分为两种主要取向，"第一种为心理分析导向的艺术治疗模式。此模式中，艺术成为非语言的沟通媒介，配合当事人对其创作的一些联想和诠释来抒发负面情绪，解开心结。第二种取向则倾向于艺术本质。通过艺术创作，缓和情感上的冲突，提高当事人对事物的洞察力或达到净化情绪的效果"。

作为一种将艺术创造和心理治疗完美结合的专业技术，艺术治疗以艺术为载体，让人们在参与艺术创作的过程中，能够抒发、减轻内心的痛苦和困惑，为不安的情绪提供一个比语言倾诉更安全的空间。由于艺术治疗更关注的是个人表达和创作过程，而不是作品的完整程度和艺术水平，因此不需要来访者有艺术基础或经验背景。无论是压力较大的人群还是精神疾病患者，都可以借助艺术疗法来缓解和放松情绪。艺术疗法目前主要分为音乐疗法、绘画疗法、舞动疗法、沙盘游戏疗法、心理剧疗法等几大类。

音乐疗法又被称为"心理音乐疗法"。美国"音乐治疗之父"格斯顿曾经就音乐在心理咨询与治疗中的作用说道："音乐是人类的感觉，这不仅是因为人类创造了它，还因为人类创造了与它的关系。音乐是一个人类必不可少且有效的功能，它在几千年中影响着人类的行为和自身条件。"从20世纪40年代开始，国外已经逐渐尝试将音乐作为一种医疗手段，并将它引入心理治疗的过程中。

音乐疗法主要指的是通过音乐从生理和心理两个方面达到改善和治愈心理障碍的效果。它既可以用在心理咨询与治疗方面，也可以帮助人们在日常生活中进行自我康复，调节情绪与身体健康。总体而言，在聆听音乐的过程中，它能够在一定程度上让人进入感性的情绪状态，并且在潜意识中不自觉地跟随音乐所表达的感情而快乐、伤心或平静。在日常的治疗过程中，它主要用于治疗自闭症、多动症、阅读困难症、抑郁症等患者。

苏倩是国内一家大公司的白领，她毕业于重点大学，长相甜美，与人相处时平和沉稳，不喜纷争。苏倩在公司中一直能踏踏实实做好自己的本职工作，和同事相处也非常和谐。平常休息的时候，她有时会约上好朋友一起玩，有时也会一个人待在家里看书、听音乐或整理家务。生活正如她的性格一样，平和而快乐。

然而最近一段时间，苏倩看起来却像是霜打的茄子一样没精神，而且有些心不在焉，领导安排的任务也不像之前那样完成得干脆利落。在一次谈判会议上，她因为心不在焉，给公司造成了很大的损失，领导为此要求她回家休养一段时间，等情绪稳定后再来上班。

对此，苏倩感到万分苦闷，但是她又没有办法将自己心不在焉的事情告诉其他朋友。万般无奈之下，她只好来到医院，挂了著名心理医生艾米的门诊号。在与艾米的谈话中，苏倩终于说出了隐藏在心底的秘密，尽情地倾诉着自己的困惑和痛苦。

原来在去年的一次工作中，她认识了杰克，第一次恋爱的她被杰克浪漫的追求手段迷得神魂颠倒，她以为自己遇到了一生中最爱的人，两个人在一起特别幸福。然而没过多久，苏倩却发现杰克原来是有家室的人，并且他的妻子在近期辞去外地的工作，回来和他团聚。这让苏倩感到万分惊诧，她没有想到自己竟然莫名其妙地成了第三者，这个角色让她倍感难堪。

但是她依然放不下和杰克的爱情。她像个爱情中的傻瓜一样，不断询问杰克何时能够离婚，什么时候才能和她一起组成新的家庭，然而等到的永远是杰克逃避的眼神和敷衍的说辞。

一方面，苏倩很清楚自己是小三，除了会被世人唾弃，还不能像其他人那样正大光明地谈恋爱，更要忍受他时常无法陪伴自己的孤独。另一方面，她已经深深地陷入爱情的旋涡之中，没办法想象自己离开杰克后的日子要怎么过。

仔细听完苏倩的倾诉之后，艾米说："我理解你的痛苦，但并不是我告诉你答案，痛苦就会消失。其实，最好的选择一直都在你的心灵深处，我要做的是在接下来的治疗过程中帮你找到原本属于你自己的方向。"

随后，针对苏倩的情况，艾米为她制订了一套治疗方案。方案分为8次，每周一次，治疗手段以催眠和音乐治疗为主，谈话沟通为辅。在治疗时，艾米首先让苏倩平躺在床上，全身心放松，然后播放事先准备好的轻柔的音乐。在这种宁静平和的氛围中，她会产生各种丰富的想象，如同做梦一般，并且有身临其境的感觉，同时会把内心的情绪发泄出来。

当苏倩的身体完全放松之后，艾米会用轻缓的语言作为引导，让她进入和音乐相融合的情境之中。第一次治疗主要是让苏倩发泄悲伤的情绪，此时艾米会播放一首低沉忧伤的乐曲，感受着音乐中的孤独和痛苦，苏倩的情绪越来越强烈。

随后，艾米开始引导苏倩进行联想："现在请放松身心，想象你正站在森林深处的一处湖泊前，请你仔细观察周围的景色，然后告诉我发生了什么事情。"苏倩很快答道："这会儿正在下雨，湖水的颜色看起来似乎有些深，湖泊周围有很多大树。"艾米问："你现在心情怎么样？"苏倩说："雨下得很大，我感到伤心和无助。"

在这样的引导下，苏倩的情绪变得越来越激动，她将平时压抑在心中的苦闷通过音乐尽情地释放了出来。这次治疗快要结束时，艾米又播放了一首比较安静的音乐，让苏倩从之前的状态中清醒过来，重新恢复平静。

在接下来的治疗中，苏倩总会在音乐中联想，将消极的情绪发泄出来，慢慢地，她联想的内容也逐渐变得积极、明亮。当治疗即将结束的时候，苏倩面对艾米第一次露出了释然的微笑。她说自己从来没想到，音乐居然有如此神奇的力量。她觉得自己的这段感情不管结局如何，至少所有的悲伤和喜悦都是真实的，这就足够了。最终她做出了正确的选择，结束了这段不会有结果的感情。

绘画疗法，作为心理艺术治疗的重要方法之一，主要通过画画创作的过程来了解绘画者隐藏在内心深处的想法和情绪。它不仅是一种情感的释放，也是绘画者潜意识里感情冲突的直观表现。绘画者表现在纸上的一切，包括画面占据纸张篇幅的大小、构图、颜色的运用、笔触的轻重等都具有特殊的意义。

在微博上有一本叫作《秘密花园》的书，被众多网友关注。这是一本来自英国的成人涂色书，是由英国插画家乔汉娜·贝斯福创作完成的。它是"由 96 张不同图案的黑白线稿组成的一本可供读者涂色的画集，读者可以在其空白的空间里尽情地涂画，涂上喜爱的颜色，为这些黑白的线稿带来彩色的活力"。而在这本书中，涂色所使用的图案均为曼陀罗绘画。这是由著名心理学家荣格发明的，具有"整合心理分裂、增强心理和谐与人格完整的功能"。

而《秘密花园》之所以能够迅速流行起来，是因为它并不需要任何的绘画基础，无论大人还是小孩都可以参与其中。最重要的是，涂色的过程可以帮助人们"舒缓心情、减少焦躁情绪、释放压力"。

《纽约时报》在报道中曾引用读者的话来评论这本书——"它的每一页都可以带你回到一个更温和的时代"。同时，也有绘画者表示，通过这本书达到了减压的效果。

第二节　转换心态，自我疗愈

张春龙和李小强是室友，他们平日里关系也特别要好。大三的时候，两人都有了自己心仪的对象。张春龙喜欢的是一个乐观开朗的女孩，叫小英。经过一番追求后，小英终于答应张春龙做他的女朋友。最初，两个人非常甜蜜，如胶似漆。但是好景不长，由于消费观念等方面的差异，两个人分歧越来越大，常常吵架。

终于有一天，张春龙感觉这一切已经超出了自己的忍耐极限，他对李小强抱怨说："也许我们本来就不合适，只怪我当初一心迷恋她的美貌，真没想到她是这样虚荣。如果之后还是这样经常吵架，干脆分手算了。"

其实，李小强也在遭遇着和张春龙相似的情况，他追求的女孩叫阿珍，两个人最近也是处于感情的磨合期。但是不同于张春龙，李小强想的是，现在虽然经常吵架，但这并不代表他们相爱是错误的，也不代表他们不合适，一定是哪里出现了问题，他们需要好好地沟通，共同努力度过这个磨合期。

对于张春龙而言，他认为自己在追求小英的过程中付出了很多。一旦小英成为自己的女朋友，那么维护感情的所有尝试与努力对他来讲就结束了。相处一段时间后，认为合适就在一起，不合适就分开。如果双方之间发生了一些问题，他也不会寻找原因和解决的办法，这样一来，分手成了不可避免的结局。

而对于李小强来说，他认为自己的努力并不会因为将阿珍追求到手就结束，两人成为男女朋友反而是另一个新的开始。在他看来，两个人相处后出现问题并不可怕，重要的是找出问题的根源，并找到解决这些问题的办法。这就要求他比之前付出更多，而且彼此还要有更多的沟通和理解，不能轻易否定之前的努力，更不能轻言放弃。

正是抱有这样的心态，李小强和阿珍即使会不时争吵，但彼此也会更加理解对方，感情也会越来越和谐。

斯坦福大学的心理学教授卡罗·德威克在经过深入观察和研究不同人在面对失败时的反应后，得出了一个重要结论：人们对自身能力和个性的内隐观念会深刻地影响他们面临挑战的态度，也会影响他们对于成功和失败的体验感受。由此，他认为人类在成长过程中的两种不同心态或者说心理定向，分别是固定心态和成长心态。

所谓固定心态，指的是个人认为自己的所有能力和素质，从出生开始就是固定不变的。他们认为在成长的过程中，要不断且反复证明自己的能力，不允许出现任何错误。出现错误就意味着能力的不足，标志着个人的失败。拥有固定心态的人一旦遭遇困难或者失败，就会产生畏难情绪或者选择直接放弃。比如上述事例中的张春龙，千辛万苦追求到小英后，因观念不合而不断吵架时，就会感到烦闷和苦恼，甚至想到放弃，却不去想如何改变这种状况。

而他的室友李小强，则属于典型的成长型心态。他认为自己和阿珍吵架是每一对恋人在磨合期都会经历的一个过程，只要两人能够互相理解和包容，最终一定可以使感情变得更加融洽和睦。成长型心态的人认为，自身所具备的能力和特点是会随着经历的改变而提升和发展的。在面对失败时，他们同样会伤心难过，但不会被打败，反而会将失败看作一种激励，让自己更加努力并认清自身的不足，进而越挫越勇。

积极的心态可以帮助我们转移生活的重心，降低失败的痛苦感。在成长型心态者眼中，世界上的一切都不是固定不变的，它们都是会改变与发展的。正如德威克提出的"成功是为了学习和进步，还是为了证明你聪明"。最重要的是在这个过程中你学到了什么，领悟到什么。

拥有成长心态的人，会不断发现全新的自己。而拥有固定心态的人，会将自己固定在一个成功或失败的框架之中。其实生命的旅途变幻无穷，如果我们运用成长心态去看待问题，无论对自身还是人际关系的处理都有很大的益处。

比如在与人相处时，如果一个人不小心犯了错，以后不管这个人如何虚心改正、努力进步，拥有固定心态的人都会一直认为他有错，并戴着有色眼镜去看他所做的一切，而忽视他所做的改变和进步，这样就可能会失去一个朋友。

而拥有成长心态的人会认为"人非圣贤，孰能无过"，只要他努力地做出改变，就值得鼓励与赞扬。这样一来，朋友之间都是以"包容、成长"的态度来相处，就能够促进彼此的感情。

所以说，转换心态，可以让自己生活得更加轻松愉快，更能以正确的心态看待失败与挫折。

第十一章　恋爱和婚姻

《圣经》中有一卷叫作《雅歌》，又被称为"歌中之歌"。它描写了一对两情相悦的男女忠贞不渝的爱情故事。故事中既有这对恋人分隔两地的焦急与等待，也有久别相逢时的欣喜与甜蜜，更有意见不合争吵后的忏悔和反思。不同于《圣经》的其他内容，这卷通篇没有提到上帝，但它的本意是让人们懂得，爱情其实是上帝赠予人类的美好礼物。

关于婚姻，恩格斯曾说："没有爱情的婚姻是不道德的。"这句话从另一个角度告诉我们，婚姻是以爱情为前提的。

哲学家苏格拉底在面对学生柏拉图关于爱情与婚姻的提问时，并没有直接告诉他一个简单的结论应付了事，而是让他在体验的过程中自己感悟。他首先让柏拉图到麦田中摘取一根自己认为最大、最金黄的麦穗，但前提是不能走回头路，而且只允许他摘一根麦穗。

过了许久，柏拉图沮丧地走出麦田，两手空空。他对苏格拉底说："我牢记您的话，即使见到大而金黄的麦穗也没有去摘，因为担心也许前方会有更大更好的，又不能走回头路，所以没有摘取。一路走下来，才发现原来我早已错过了理想中的麦穗。"

苏格拉底微笑着点点头说："这就是爱情。"随后，苏格拉底要求柏拉图再次进入麦田，摘取一根最大最金黄的麦穗。这一次柏拉图很快从麦田中返回，并且面带笑容。

苏格拉底望向他手中的麦穗，发现不算特别大，也没有特别金黄、鲜艳，看起来非常普通。他抬起头问柏拉图："为什么这一次你能够很快返回？为什么你会摘取这样一根普通的麦穗，却仍然如此开心？"柏拉图回答说："我吸取了上次的教训，当路途快要过半的时候，我想这根麦穗看起来不错，不如就把它带回来吧，以避免再次错过，空手而归。"苏格拉底淡然一笑，说道："这就是婚姻。"

恋爱和婚姻的关系，是人类永恒的话题之一。正如穿越麦田，寻找那根最大、最金黄的麦穗一般，人生没有回头路，在途中难免会有一些迟疑和错过，但这并不影响我们继续勇敢地去爱和表达。如果采取积极的方法应对，并有莫大的勇气和相应的努力，就可以让关系变得更加稳固和长久。

第一节　秀恩爱，你在秀什么

杨晨最近接到大学班长的邀请，邀她返回母校参加毕业 10 周年聚会，并要求大家都带上自己的另一半。于是，低调的杨晨就带着同样沉默寡言的丈夫李明一同前往母校。聚会上，多年不见的老同学相见，都非常开心，在餐桌上大家兴奋地互相介绍着彼此的另一半，气氛温馨而热烈。

突然，从某个地方传来一声尖叫，大家都顺着声音的来源望去，原来是班花赵蕊脚上不小心洒了一滴红酒，她的老公立刻蹲在地上，用纸巾小心翼翼地为她擦拭鞋子。看到这一幕，同学们纷纷开始夸赞赵蕊的老公是多么体贴、温柔，杨晨也不例外。她对李明说："你看看人家赵蕊的老公，你什么时候能对我也这样温柔体贴呢？"李明依然保持自己一贯的沉默，没有任何回答，任由杨晨在那里羡慕不已。

晚上回到家中收拾好一切之后，李明淡淡地对杨晨说："看事情还是不要只看表面，你那个同学赵蕊和她老公不一定真像你们看到的那么幸福，不信你就等着看吧。"后来，由于同学们经常聚会，杨晨就逐一添加了同学们的QQ、微信等，其中也包括赵蕊。杨晨每隔几天都能看到赵蕊在空间和朋友圈晒老公又带她到哪里玩，或者又为她做饭、买礼物等。

这些都让杨晨羡慕不已，她屡屡拿出那些图片和文字向老公抱怨："瞧瞧，人家过得还是这么好，你就是在为自己的不浪漫找借口。"李明依然一副不置可否的样子，说："你就等着看吧。"

在近一年的时间里，赵蕊都在不停地秀恩爱。对此，有时杨晨会羡慕，但有时也会感到烦躁，想要将其屏蔽。可没想到，最近一段时间，赵蕊不在空间里晒幸福了，取而代之的是伤心和无奈。

经过了解之后，杨晨才知道，原来赵蕊的老公在半年前被发现出轨了，并且一直在和赵蕊闹离婚。至于赵蕊空间里那些"恩爱"，都是赵蕊制造出来的假象，借此来炫耀自己"幸福"的生活。

直到这时，杨晨才佩服起自己的老公。她不解地问老公："当初你究竟是怎么看出他们之间有问题的？"李明依然淡淡地说了一句："秀恩爱，死得快。这是千古不变的道理，感情好的夫妻和情侣不会在别人面前秀恩爱，而是在粗茶淡饭的生活中细细打磨感情。"

"秀恩爱"这些年在网络上尤为常见，随着科技的进步与文化传播的发展而变得越来越普遍。我们常常会在朋友圈、QQ 空间、微博等社交平台，隔三岔五地看到他人发布的甜蜜照片或言语。

除此之外，还有炫富、晒幸福、晒孩子、晒猫狗等各种形式。想要和朋友一起分享生活的喜悦本无可厚非，但凡事都有度，如果你每天都在向别人展示自己的幸福和快乐，汇报恋情中的忧伤与进展，对于众多看客而言，不免会出现反感的心理。

从心理学的角度来看，"秀恩爱"就像有的恋人喜欢在公众场合亲热一般，这些行为和人类本身的激情没有多大关系，恰恰相反，这种行为的产生多半是"心理动机的外化，即向公众展示当事人对一份感情的占有"，他们其实是在寻求伴侣和社会公众的认可。

关于"秀恩爱"这种行为，每个人都有不同的看法。那么，秀恩爱，究竟是在秀什么？我们主要从以下两个方面进行分析。

第一，社交补偿行为与形象管理的需要。他们通过不停地"秀"

虚有其表的东西，作为对自己并不理想的现实生活的一种补偿。就像赵蕊和她老公一样，两个人的感情实际上并没有那么好，但是因为虚荣或者其他原因，他们必须在外人面前表现出一种恩爱的姿态，其实这根本不是真正的恩爱。

经常关注娱乐圈的人会发现，如果有哪两位明星夫妻或情侣时常以恩爱、甜蜜的姿态出现在媒体面前，那其实多数是为了维护自身形象或者是一种炒作行为。不少明星夫妇当初都以恩爱的姿态为人们所羡慕，但最终结果却让人大跌眼镜，他们的感情都出现了不同程度的破裂。

从某种程度上说，正是由于这些人在现实中恩爱的愿望得不到实现，但他们又希望能够为大家营造出一种幸福的样子，并维护自己良好的公众形象，就只能通过"秀恩爱"的方式来达到目的。

第二，情之所至，秀的是真恩爱。著名演员蔡少芬无论出席活动、接受采访还是参加节目，都会不停地称赞自己的老公张晋。打开她的微博，也可以看到许多她和老公的恩爱合照。因此，她被网友亲切地称为"炫夫狂魔"。但是，熟悉蔡少芬的网友都知道，她在娱乐圈一路走来有多么不容易，顶着压力和质疑，和小她一岁的老公结婚，婚后两人一直恩爱如初，并育有三个孩子。面对她的"秀恩爱"，大多数网友都会报以祝福，在羡慕的同时为她感到开心。

正处于热恋期的恋人都会忍不住想要占据彼此的全部空间，向所有人宣告自己的存在。恋人会感到非常开心和满足，同时希望别人能够看到自己的欢喜和激动。对于这些人而言，"秀和分享"可以达到自我肯定的效果。

总体而言，"秀恩爱"因人而异。我们不能以偏概全地认为"凡是秀恩爱的都必然缺什么""秀恩爱，死得快"，也不能一味相信那些"秀恩爱"的人为我们营造出来的假象，而是应当根据具体的人和事，做出客观中立的判断。毕竟，"秀恩爱"虽然秀的是别人，但选择看或不看的主动权仍然掌握在我们自己手上。

第二节　婚姻是爱情的坟墓还是延续

谈起爱情与婚姻的关系，很多人会引用钱锺书先生在《围城》中所说的"婚姻是围墙，是爱情的坟墓"来进行简要的概括。这个结论让那些本身对婚姻恐惧的人更有顾虑，也让某些渣男有了借口，在爱情和婚姻中理直气壮地抛开本应属于他们的责任。

但钱锺书先生曾经在文章中对自己的爱人杨绛先生说："从今往后，咱们只有死别，再无生离。"对于相爱且用心维护感情的人而言，婚姻是爱情的更高形式，是爱情更为长久的延续。那么，婚姻究竟是爱情的坟墓还是延续？这个问题的答案也许并没有那么重要，重要的是面对爱情时，我们应保持积极还是消极的态度？

任东最近刚刚和小陆举行了婚礼，两个人的蜜月旅行地是西双版纳。蜜月本应是甜蜜美好的，但没想到的是，半个月的蜜月旅行结束后，他们两个人都怒气冲冲，一点也不像是一对新婚夫妻。

在一番劝解之后，家人才知道原来是小陆嫌弃任东在旅行时抠门，无论自己想买什么，任东都用"太贵了""不实用"等理由来拒绝。这让小陆感到特别不满，她想不通为什么任东恋爱时那么大方，而婚后却如此小气？

对于任东而言，他认为婚姻不同于恋爱，以后用钱的地方会越来越多。因此，无论买什么都不能再像以前那样没有节制，而且现在他们已经成了一家人，自己这样省钱也是为了家人的将来。

由于新婚不久，恋爱的甜蜜尚有余温。因此生气归生气，但日子还是要继续过下去。但让任东没有想到的是，恋爱时温柔勤奋的小陆，结婚后却变得特别暴躁懒惰，甚至将家务全部推给了自己。当他质问小陆时，她却蛮不讲理地说，恋爱归恋爱，我们现在已经结婚了，当然要用最真实的状态面对对方。而且她还反过来抱怨任东，自己在单位不顺利，回来就不能对着他发发脾气吗？

任东感到越来越无奈。他突然感到婚姻是爱情的坟墓，不然，温柔可爱的小陆为什么在婚后完全像变了一个人，让他都不敢相信眼前的一切。他不禁想：这样的婚姻还能否继续维持下去？

对任东和小陆而言，恋爱的时光是美好的，但是结婚以后他们却暴露出很多问题，如果这些问题没能得到很好的解决，也许婚姻真的会成为埋葬爱情的坟墓。他们之所以会出现这样的问题，有以下几个方面的原因。

其一，可能在结婚前，两人都沉浸在爱情的甜蜜中，对于彼此的真实性情和生活状态的认识都较为表面，对于未来的婚姻生活也没有足够的预见和准备。其二，婚姻与恋爱不同。婚姻需要承担更多的责任，如果双方不能够很好地适应和转变，仍然按照单身或恋爱时的状态来相处，很容易在婚姻中出现问题。其三，任东对待小陆婚前和婚后两种截然不同的态度，会让小陆在心理上产生落差。虽然任东自认为他们已经成了一家人，不需要讲究那么多，也不用再追求恋爱时那种风花雪月的浪漫，毕竟婚姻要回归现实，讲究的是踏踏实实过日子。然而，这种反差对于小陆来说，会让她误以为任东把自己追到手后就不再珍惜她，矛盾自然就产生了。

荣华今年 50 岁，他和妻子从 20 岁相识相恋至今，已经共同走过了 30 年。荣华最近两年爱上了博客，他在博客中时常会写一些生活中的琐事，有时也会回忆年轻时那段青春岁月。

他们是典型的穷小子和富家女的爱情故事。这两个人不顾家人的反对依然爱得天昏地暗。好不容易结了婚，荣华因为工作需要时常出差，家里的一切都是妻子一个人在艰辛维持着。尽管妻子也抱怨过、愤怒过，但最终两个人一起走到现在，而且恩爱的程度丝毫不亚于热恋中的小情侣。

在博客中，荣华透露了他们婚姻保鲜的秘诀：他非常理解妻子在家里的辛苦和承受的委屈，因此她发脾气时就任由她发泄。偶尔，他们两人还会一起出去享受二人世界。而妻子也很能理解老公外出工作，都是为了让他们生活得更好。而且荣华不管身在哪里，都会在他们的结婚纪念日或是比较重要的节日为妻子寄去亲手制作的小礼物。结婚这么多年，他从来没有忘记。

此外，他们从来没有在家里当着孩子的面吵过架，即使有矛盾，他们也是会外出或者远离孩子，以理性的方式化解矛盾。

荣华还在博客中回忆夫妻二人年轻时过的苦日子。有一年冬天，因为家里太穷没有取暖设施，他们只能在大街上来回走动来抵御寒冷。当他们经过一家火锅店时，隔着雾气重重的玻璃看到靠窗位置坐着一对老夫妇，老爷爷很认真地将已经涮好的菜品放在老奶奶的盘子里，每次老奶奶都会抬起头，像个少女一样娇羞地和他相视一笑。那个场景一直深深地印刻在他们的脑海中，整个冬天仿佛都因为这个微笑而变得温暖如春。

正是在那一天，荣华对妻子说："我相信很多年以后，我们也会这样平静地生活，我会因为有你而更努力地创造属于我们的未来。"随后，荣华又写道："最近北京总是下雪，我想找个时间带着妻子一起去密云泡温泉，希望她能在这个冬季感受到温暖。"不久，他就在自己的博客里贴了一张他们在温泉旁边的照片，照片中窗外飞雪漫天，他们二人站在室内的温泉边，妻子满脸幸福的神情让人心生羡慕。

恋爱和婚姻大不相同，恋爱是浪漫的、梦幻的，是两个人在一起做梦。而婚姻是实实在在地生活，是现实的、琐碎的。婚姻除了爱情之外，还包含太多实际的因素，如经济基础、社会认同、生活习惯等。所以说爱情是婚姻的前提，婚姻是爱情的归宿。对于已经步入婚姻的人来说，要将爱情在婚姻中很好地延续下去，而不是将其送入绝境。

毕竟生活中的那些吵闹都只是小插曲，而婚姻这门艺术需要我们更加用心地经营，并且从内心深处相互理解，多沟通交流。无论是享受婚姻的人，还是在爱情中徘徊的人，从爱情步入婚姻的那一刻，并不意味着从爱的学校中毕业。爱情这门课程，需要用一辈子的时间来和爱人一起琢磨、共同进步。

第三节　选择你爱的人还是爱你的人

杨莉最近遇到一件非常困扰的事情，每次想起，心情就会在瞬间变得无比糟糕。虽然她今年已经 27 岁了，但看起来并没有实际年龄那么大，她认为还不用那么着急恋爱和结婚。

可是家人却对她的婚姻问题十分担忧，她每次一回家，就要遭受家人和亲戚的言语轰炸，如"莉莉啊，年纪也不小了，该找一个了""莉莉，你现在再不找的话，好的就都被人家挑走了，看你到时候怎么办""你看看隔壁的瑞瑞和你一样大，孩子都 3 岁了，你也抓紧点吧"等。

为了逃避这种情况，杨莉索性减少回家的次数，如果没有什么特别重要的事情，她就会找出各种理由避免回家。尽管如此，妈妈还是会隔三岔五地打电话过来，寒暄两三句之后绕到相亲的话题上。这让杨莉有些困扰和无奈，但她知道妈妈是为了自己好，所以不忍心直接反驳她。

其实，关于找对象这件事，杨莉并不是没有自己的想法。她从高中开始就喜欢一个叫陈阳的男生，这些年他们也断断续续地联系着，偶尔也会见见面。

有几次，杨莉开玩笑说："陈阳，你看你也单着，不如我们在一起吧。"对此，陈阳总会含糊其词。这让杨莉在感到失落的同时，又怀揣着一丝希望。她也想过，也许陈阳根本就不喜欢自己，自己应该放下这段感情，寻找新的恋情。

可是每当她想要放弃的时候，陈阳就会来找她，仿佛一切都没有发生过。而且在此期间，也曾有几个不错的男生对杨莉表示过好感，并希望能和她交朋友，其中有一个叫王刚的男生表现得最为痴情和真诚。他总是默默地陪伴在杨莉身边，倾听她生活中的喜怒哀乐，安慰她并给予她无微不至的关怀。

然而，杨莉面对他时却总有一种说不出的不喜欢，是因为王刚个子太矮，或是性格太软弱，抑或不太有上进心？纠结与痛苦中，杨莉不明白在当前的状况下，自己应该选择继续等待爱着的陈阳，还是回头给爱自己的王刚一个机会？

杨莉所面临的问题也困扰着许多人。不知从什么时候开始，已然开始流行"既然找不到我爱的人，那么就退而求其次，找一个爱我的人也是不错的选择。至少这样自己不会再受到伤害，可以有一个温暖的港湾等待着自己"。我们不能单纯地评判哪一种做法是错误的，哪一种做法是正确的。只能说每个人在面对选择时，内心都会根据自己当下的状况做出一个最合适的选择。

有些人天生对爱情没有太多的想象和追求，只希望自己可以过上踏踏实实的日子。至于那些风花雪月的浪漫，在他们看来既不能吃也不能喝，有或没有都不会影响自己的心情和生活。他们更在乎的是生活的安稳，是对方给予的温暖和爱，是对方实实在在的付出。

在他们的生命中，只要有一个人不那么讨厌，深深地爱着自己，并且物质方面条件也不错，他们就觉得可以共同组成一个家庭。但是有些人却完全不能接受这样的生活，他们认为家庭的组成必须有坚实的爱情作为基础，他们注重恋爱和婚姻生活的品质，却不太看重物质生活。

不仅如此，他们还希望两个人能有精神上的交流与融合，有共同的生活爱好和兴趣。不仅自己喜欢对方，对方也喜欢自己，只有这样才会让他们觉得未来的生活充满激情与希望。

杨莉整日苦思无解，这天她打电话约同学李华到一家咖啡厅相聚。李华目前是一所重点大学在读的心理学研究生。两人见面之后，杨莉便迫不及待地问李华："如果在你面前站着两个人，一个是很爱你但你不怎么喜欢他，另一个是你很爱他而他却不喜欢你，最终结婚时你会选择哪一个？"

李华惊讶地问道："这两个有什么区别呢？终究你们都不是彼此相爱的呀！"杨莉回答道："如果选择爱你的人，也许会得到他对你无微不至的关怀和爱，生活虽然没有激情，但也能过得平稳幸福，虽然心里难免会有遗憾。可我一个好朋友当初选择了爱她的人，一开始对她还算是百依百顺。可是结婚几年后，那个人就对我朋友看不顺眼，在这段婚姻中，我的朋友一直处于一种劣势地位，她希望可以找到真正爱自己的人。前两天他们刚刚办理了离婚手续。"

李华反问道："所以这让你对选择爱你的人非常没有安全感，你不能确定爱你的人是否会始终如一地对你好？"杨莉点头答道："是的。而且我也在想如果我像爱我的男生一样，选择了自己爱的人，也许有一天也会像他那样愤怒、伤心地离开。我不能保证自己是否会得到相应的珍惜和回应。毕竟我也在期盼着一种对等的回报，我对他的爱并不是无条件的。"李华笑着说："其实答案已经在你自己心里，不需要我再多说什么了。"

事实上，在爱情和婚姻中，无论选择你爱的人，还是爱你的人，抑或彼此相爱的人，成功和失败的例子都很多。但是在爱情面前，付出与得到是一种相互作用，你不可能总是在得到或者付出。

一段美好的爱情或婚姻需要两个人共同悉心经营，而不是单方面付出。放弃一个很爱你但你不爱的人，也许日后回想起来会感到遗憾，但并没有太多的痛苦；放弃一个你爱的但不爱你的人，也许当时会有天崩地裂般的痛苦，但这些痛苦会随着时间的推移，最终化作未来回忆时的一声叹息；唯有放弃一个你很爱也很爱你的人，痛苦才会铭刻在内心深处，难以磨灭。

世人多有贪念和追求完美的心，但世事却并不总是尽如人意。这就需要明白自己真正想要的是什么，以及得到后必须承担的后果，而不是盲目地做出选择，毕竟不同的选择意味着不同的人生。爱情与婚姻不是投资，在仔细考量之后做出最适合自己的选择才是最重要的。

第十二章　职场与人际交往

最近网络上流传着一份针对职场人士的调查报告，报告显示在职场中人际关系的处理已经成为工作压力之后影响健康的第二大心理隐疾。由此可见，随着社会与时代的发展，职场中的人际交往所发挥的家庭与事业之间的桥梁作用将越来越明显。

职场中的人际交往指的是人们在选择某一行业并且顺利就业之后，进入围绕这个职业所形成的某个特定的群体中，为建立和维护人际关系所进行的活动。它是"个体在职业群体中存在的基本条件和重要特征"，深刻影响着个体在职场中的所处状态和发展面貌。

在职场的人际交往中，我们不仅需要注意很多细节，而且需要掌握各种与人相处的技巧。与同事们关系的好坏，从某种程度上直接或间接地影响着人们的生活状态、工作效率等。只有处理好它们之间的关系，才能更好地驰骋于职场与生活，创造属于自己的职业梦想。

第一节　遭遇"控制狂"上司

雷斯·派瑞特是著名的临床心理学家，关于"控制狂"，他曾经说过："控制狂是指比你更关心某件事，而且会一直坚持已见以自行其是的人。"通俗来讲，"控制狂"主要指的是在人际交往过程中妄图支配周围一切人或事的群体。

在他们看来，自己的介入会帮助别人避免不利因素，让事情朝着更好的方向发展。他们追求的是对人或事控制的一种权威感，认为获得对自己和周围人或事的控制权是非常重要的。在与人相处的过程中，他们会不停地给予对方建议，并且要求对方严格执行自己的计划。

一旦对方脱离了他们的掌控，他们就可能焦虑、愤怒、暴躁不安。对于职场新人来说，他们最害怕遭遇的就是"工作狂""控制狂""强迫症"等类型的上司或同事，因为这些人对于细节的要求几近苛刻，新人们无论做出怎样的努力都会被他们挑剔指责，从而感到极度强烈的挫败感。

任霞的公司最近进行了一次人事调整，她所在的部门调来了一位女性上司。上任之初，这位女上司不管自己对部门的工作和业务是否了解和熟悉，一味地忽视任霞等部门人员的建议，针对每个工作细节做出明确的指示，导致工作人员走了许多弯路，也没有取得良好的效果。但是只要任霞等人稍微违反或修改她的意见，女上司就会愤怒不已。这让任霞等人感到非常苦恼，不知道该怎样妥善地处理与女上司的关系。

任霞等人要想处理好与"控制狂"女上司的关系，首先需要了解"控制狂"女上司是如何成为"控制狂"的，再对症下药。

美国蒙莫斯大学心理学教授艾伦·卡瓦约拉认为，在"控制狂"的成因中，最重要的一点是家庭教育或学校教育的直接结果。也许在他们幼年的成长过程中，家庭成员或老师有一定的强迫症症状，常常要求他们必须无条件地服从，或者对他们表现出非常不屑，从而让他们长大后一旦拥有权力，就渴望通过控制别人而获得一定的心理补偿。

另外，"控制狂"表面上是控制、专制和强制他人，但实际上掩藏在其内心深处的是害怕、不安和焦虑。他们是完美主义者，但也是没有安全感的群体。对于他们而言，"控制"是为了让事情可以按照自己的预期完成，也是为了摆脱自己对未知的风险、人事的变换等问题的焦虑感，更是为了掩饰自己虚弱的内心和失控感。

任霞的女上司对刚调任部门的情况和工作业务还不如下属熟悉，但是为了掩盖自己作为上司的心虚，并尽快树立自己的权威，就利用上司职权来强行要求下属，并对下属进行一定程度的控制和管理。

但是所有的"控制狂"都不认为自己是在控制别人。任霞的女上司同样不觉得自己有"控制狂"的倾向，她只是觉得自己身为刚刚调任过来的领导，既要树立自己的权威，又要烧好"第一把火"，她需要通过这种方式来体现自己的存在感。比起什么都不做，"不懂也要控制"的做法至少会让她感觉安全一点。

但是对于"控制狂"而言，他们在严格要求别人的同时还会更加严格地要求自己，在他们的词典中，没有"理由"这个词。做得好就是好，做得不好就是没有付出足够的努力。每当出现问题，他们总会进行更加深刻的自我批评和反思。正是因为他们能够对自己严格要求，并且从中感受到一定的好处，所以加深了他们希望别人也这样做的执念。

一旦别人达不到这种期望，他们就会感到愤怒，进而产生"为什么我明明是为了你好,你却不听劝"的背叛感和挫败感。如果"控制狂"在周一就已经安排好周末甚至下周的事项，一旦计划出现变化，他们就会产生恐慌和无助的感觉。相较于其他人，他们缺乏灵活应变和处理危机的能力。正因为他们明白自己的这一缺点，所以总是力争将所有事情置于自己可以掌控的范围之内,以防意外发生。

那么，明白了"控制狂"产生的原因，我们在面对"控制狂"上司时应当如何与其和平共处呢？

第一，面对现实，从心理上告诉自己这是一个不可改变的现实。每个人都不希望被改变，也不会轻易地被别人改变，而且这个人还是你的上司。这是他们的性格特征，并不会因为一个人或一件事而发生改变。

第二，不要有先入为主的想法，要从其他方面寻找安慰和心理认同。"控制狂"上司虽然比较喜欢控制别人，给下属自由发展的空间比较小，但是作为下属也不可以一味采取对抗的态度，而应该看到上司身上的闪光点，身为领导的他们必定有其独特的魅力。

比如任霞所在部门的女上司，虽然她喜欢控制下属，甚至显得有些专制，但是公司在人事调整的时候之所以将她调过来，正是希望借助于其强大的控制力和执行力，对任霞所在部门人员消极的工作状态进行一次强有力的调整与改变。

第三，设定自己的底线，找准时机坦诚交流。在面对"控制狂"上司时，当面驳斥其安排肯定是不明智的做法。这时候就需要我们在工作中为自己设定一条底线，如果上司的控制没有触碰到自己的底线，我们就可以适当调节抵触情绪。我们可以寻找合适的时间和地点，与上司进行适当的交流，表明自己的立场，以期达成共识。

第四，调整心态，多采用换位思考的方法。任霞在经历过最初的不适应和抱怨之后，在丈夫的劝说下将自己想象成那名女上司，想象自己处在那样一个位置上，该如何树立自己"新官上任"的权威。这样一来，她发现尽管自己有时难免会感到愤怒，但相较于以前，也更能理解上司。

在没有办法改变的时候，也许我们应当像任霞这样，换一个角度去理解"控制狂"上司，他们除了控制之外，其实还有很多值得我们学习的地方，比如追求完美，处理事情方法多、能力强等。最重要的是，跟随"控制狂"上司看似失去了做事的主动权，但实际上能锻炼自己并提升能力，这会大大提高我们执行工作的能力和解决问题的能力。

第二节 避免做别人的"情绪垃圾桶"

林婷是一名20岁的大三学生，最近几年，她时常感到心力交瘁。明明没有干什么体力活儿，也没有特别繁重紧张的课业负担，但她总是说"好累啊""说不出的疲惫"。而且每隔一段时间，她就需要将自己与外界隔离起来，待在一个完全属于她自己的空间里，看书、听音乐或者收拾房间、睡觉。

如果因为其他一些不可控的因素导致自己的私人空间被打扰，林婷就会莫名其妙地烦躁不安。此外，她还感到自己越来越排斥和其他人相处，她宁愿自己一个人孤独地吃饭、做事。那么，以前那个开朗热情的林婷为什么会变成今天这般模样呢？

原来林婷在家中排行第二，这让她从小就养成了很强的忍耐力和绝佳的亲和力。她看起来要比同龄人更加成熟稳重一些，并且在面对他人时，总是特别温柔宽容，是大家公认的好脾气。由于家人的影响，林婷一直喜欢看书，特别是关于心理学方面的书，这为她以后纠结的性格埋下了伏笔。

无论在初中还是高中，林婷都是同学们的"知心姐姐"，无论谁心情不好、考试成绩倒退、喜欢的男生不喜欢自己，都会向她倾诉一番。

林婷也总会放下自己手中的事情，即使当时自己的情绪有些低落，但也会耐心地倾听，认真地分析并给出建议，直到倾诉者释然地离开。

同学们的信任让她感到无比开心和自豪，最初她一直沉浸在这种被信任的荣誉感中无法自拔，她认为能够被别人信任是自己的价值所在，自己应当懂得珍惜，不能辜负了他们的信任。

正是抱着这样的想法，在此后的日子里，不管林婷情绪多么低落，只要有同学来找她倾诉，她总会调整自己的情绪，平复自己的心情，然后认真聆听他人的倾诉。

可是从初中升入高中，青春的忧愁也不知不觉间爬上了她的心头，她第一次开始对自己现有的状态感到一丝怀疑。她想自己在这样的倾诉中究竟付出了什么，又得到了什么？同学们虽然信任她，但每次倾诉的内容似乎都大同小异。

对于他们而言，想要的也许只是倾诉和发泄，而不是真正地解决问题。所以他们愁眉苦脸地来找自己，倾诉之后就轻松地离开，继续原来的生活。而自己呢？总是在傻傻地认真地告诉他们，问题应当如何解决，等他们离开后，自己还常常会沉浸在消极的情绪中无法自拔。

想到这里，林婷感到自己与其说是同学们的"知心姐姐"，倒不如说是他们的"情绪垃圾桶"更加贴切。她想要摆脱这种生活，但是固有的印象又怎么可能轻易改变？同学们已经习惯了找她诉说，而她老好人的脾气又使得她不好意思拒绝别人。正是在这样的矛盾中，林婷对自己的生活感到越来越迷茫、无助。

在生活中，总有一些像林婷那样善解人意的人，他们拥有绝佳的亲和力和忍耐力，被身边的人亲切地称为"知心姐姐"。他们的人缘非常好，不管谁遇到烦恼或困扰都可以找他们诉说。对他们而言，也许是因为不好意思拒绝别人，也许是不愿意辜负别人的信任，无论什么时候，他们都会抛开自己糟糕的心情来耐心地聆听。

而在这种掩藏自我情绪的表象下，是他们隐忍、痛苦的内心。他们不停地接收着来自身边人的各种负面情绪，自己却没有办法像那些人一样，通过诉说使自己的情绪得到疏解和释放。久而久之，他们自然就会感到不堪重负。

由于各种各样的原因，他们成了他人的"情绪垃圾桶"，当别人向他们传输生活的负面情绪和消极行为时，他们毫无反击之力，只能全盘接受，然后自行消化。

从心理学的角度来讲，我们每个人在日常生活中都会有一些负面情绪需要倾诉和发泄。那么，像林婷这样的人应当如何摆脱这种恶性循环，合理地疏解自己的不良情绪，避免成为"情绪垃圾桶"呢？

首先，要认清自我，学会说"不"。林婷之所以会成为别人眼中的"情绪垃圾桶"，从某种程度上说，是内心的自卑感在作祟。无论从个人魅力还是性格、能力来看，"林婷们"都认为自己没有特别出色的地方。他们的性格一般较为内向、敏感，在人际交往中更多时候处于一种弱势地位。

对于他们而言，能够有机会为身边的人服务，能够获得别人的信任，就是一件有成就感的事情。因此，一旦有人向他们倾诉，他们必定会倾尽全力，认真地聆听，并且帮助对方分析，提出建议。但是，他们忽略了自身的能力和性格特征，不清楚人类自身的能量只有达到输入和输出的平衡，才能营造出一种和谐的生活状态。

他们一直在不停地接收那些负面情绪，但很少将接收的负面情绪进行化解，久而久之，内心崩溃也就不足为奇了。因此，这就需要他们在了解自身性格特征的基础上，学会对那些不良情绪适当地说"不"，而不是在忽略自身情绪的情况下全盘接收。

其次，不要情境代入，要及时疏解负面情绪。在倾听他人的负面情绪时，要学会分辨倾诉者是真的需要帮助，还是仅仅将其作为一种发泄的方式。弄清倾诉者的目的之后，才能更加有效地进行应对。

如果倾诉者真的想要借助自己的力量来寻求问题的解决方法，那么可以在认真倾听后对其存在的问题进行分析，并提出可供参考的解决方案。如果对方仅仅是想借助诉说来发泄一时的情绪，就可以委婉地拒绝，或者不将其所说的话放在心上，随意听听即可。

比如丽丽向闺密小芳吐槽男朋友的诸多不是，久而久之，小芳就认为丽丽的男朋友并不可靠。但实际上丽丽每次向小芳吐槽和抱怨，只是为了发泄一下和男朋友相处过程中的不良情绪，并不是真的对男朋友有什么不满。

此外，他们在主动或被动的情况下接收了很多负面情绪之后，不管自制力和抵抗力如何强大，也难以避免这些情绪对生活产生潜移默化的影响。这就需要他们不要将这种情绪闷在心里，可以通过逛街、吃饭、运动等方式将其及时地释放出来，以免负面情绪积攒太多，因而产生不良的后果。

最后，要让自己变得更加强大，尽可能改善自己的交际圈，选择积极乐观的朋友。要想从源头上避免自己成为身边人的"情绪垃圾桶"，一方面需要从自身开始改变，只有自己变得强大，才能在面对朋友和朋友的诉说时拥有更多的选择权；另一方面尽量选择那些对生活充满热情的人做朋友，相对而言，这些人在遇到伤痛时都有较强的自我疗愈能力，会大大降低找自己诉苦的概率。此外，和他们在一起，快乐的氛围也会感染自己，加速自身负能量的释放。

第三节　面对请求，如何委婉地说"不"

卓别林是世界著名的喜剧演员。曾经有记者向他提问："保持快乐的秘诀是什么？"他回答道："学会说'不'吧。"诚然，每个人都希望自己提出的要求能够及时得到肯定的答复，而不希望遭到否定和拒绝。但与此同时，人们又为如何体面地拒绝别人而烦恼。

面对他人的请求，如何委婉地说"不"是一门学问。毕竟我们生活在人与人密切来往的社会中，一旦出现差错，就有可能酿成严重的后果。尤其是对于奉行中庸之道的中国人而言，拒绝别人好像是一种"不够义气"的做法。在这种思想和从众心理的影响下，有时候我们会不顾自身的实际情况，戴着一张"好人"的面具生活，然而这样做会让自己疲累不已，处于一种想要改变却无法摆脱的困境中。

随着有这种苦恼的人越来越多，社会上也出现了一种叫"无力拒绝症"的病症，患上这种"病"的人主要是那些没有办法拒绝别人以及不知如何合适地拒绝别人的人。

他们是大家眼中的好好先生或好好小姐，在生活中秉承着"助人为快乐之本"的理念，获得了大家的一致认可。但是他们也由于为别人提供超出自己实际能力的帮助，而为自己和家人带来困扰，因而遭到家人的抱怨，成了家人眼中的"烂好人"。

那么，他们究竟该如何改变这种状况呢？面对前来求助的人，怎么做才能在不伤害他们的前提下大胆地说出"不"字呢？

第一，端正心态，设立自己的底线和原则。

伟业是一名普通的卡车司机，他天性善良，面对别人的请求，哪怕自己受委屈也绝不会说"不"。因为这个问题，妻子已经和他沟通过很多次，妻子对伟业这种"乐于助人"的品质是支持和赞赏的，但是她希望丈夫可以在自己的能力范围内帮助别人，而不是没有任何的底线和原则，因为这样做往往会造成答应的事情没有办好，对方还不领情，使自己处于尴尬的境地。

最近一个朋友听说伟业的女儿在医院上班，就希望可以通过伟业的女儿帮助自己刚毕业的儿子进入医院工作。伟业心想："既然朋友都开口了，如果不答应，说不定他会认为自己在摆架子。再说了，女儿既然在医院里面，这个忙怎么说都能帮，努力试试吧。"尽管在他心里并不确定是否能办成这件事情，但由于不好意思拒绝朋友，他还是硬着头皮答应了。

然而，他的女儿只是医院的一名普通医生，如果想要通过她来走领导的后门办事情，那是绝对不可能的。可想而知，事情最终没有办成，还耽误了朋友儿子的最佳求职期。惹得朋友一肚子怨气不说，伟业和女儿也因为这件事情大吵了一架，闹得非常不愉快。

人们常常会在别人求助自己，而自己拒绝之后产生一种对不起对方的想法，并且为自己的拒绝而感到愧疚。但事实上，有接受也就应当有拒绝，我们接受别人的馈赠和帮助，也会遭遇别人的拒绝。在面对别人时也如此，无论是选择帮助别人还是拒绝别人，都是自己的权利，而不是必须践行的义务，对于别人的请求，自己如果没有足够的把握，但还是勉强答应，那就会出现伟业那样"两边不讨好"的结果。

因此，端正心态，委婉拒绝别人的第一步要从学会大胆说"不"开始。然后，慢慢地在交际圈和周边人群中明确自身的底线和原则。当别人都掌握你的原则之后，也就不会提出一些让你为难的请求了。

第二，真诚地表明自身的难处，委婉拒绝。一般来说，我们总会因为各种各样的原因拒绝别人的请求。这些原因有来自主观和客观等不同方面的难言之隐，面对这些困难，如果我们没有主动说出口，别人未必会想到。所以我们在面对一些请求时，要能主动而真诚地将自身的难处向对方陈述清楚，以求获得对方的理解。

此外，这样做不仅可以最大限度地避免拒绝所造成的误会，也可以安抚请求者由于被拒绝而产生的尴尬心理。需要注意的是，在拒绝别人时，我们一方面渴望对方能够理解自己，另一方面也应当理解对方。既然他们主动开口求助，不管我们说"不"的语气多么委婉，理由多么合理，但被拒绝终究是一件让人不愉快的事情。站在对方的立场来讲，也许我们在说"不"的同时，可以主动为其提出一些补偿性措施，以此减少被拒绝而产生的不满情绪，同时身体力行地表达了自己的诚意。

张红是一家公立小学的教导处主任，每年新生开学之际，都是她最为头疼的时候。作为一家公立小学，学校生源都是依照国家政策按居住片区划分的，但总有一些人通过各种关系来找张红，希望她可以帮助自己的孩子跨区进入这所小学。

最初，张红被打扰得不胜其烦，面对那些沾亲带故的人渴望的眼神，她没有办法直接说"不"，只好采取关机或避而不见的方式。久而久之，关于张红不近人情、冷漠的传闻也越来越多。

几经考虑，在友人的劝说下，张红明白这样做除了让家长对自己的误会越来越深，一点用也没有。于是，她试着向求助者耐心解释国家的政策规定是不能更改的，自己不能带头徇私舞弊。

另外，她表示愿意尽自己所能给孩子们推荐好的老师或教材等。如此一来，求助者虽然没能成功将自家孩子转入张红所在的小学，但他们会认为张红是个平易近人、没有领导架子的人。

第三，巧妙转移法，用幽默的方式含蓄拒绝。对于寻求帮助的人而言，有的人希望当自己的求助对象不能帮助自己时，可以直截了当地告诉自己原因；而有的人则希望能够被较为委婉地拒绝，以免自己被拒绝时感到失落。

因此，当我们不方便正面拒绝别人的时候，就需要采取一种较为委婉迂回的方式，如转移话题等。这样做不仅可以让对方更好地接受拒绝，也可以给彼此留下台阶，不至于因为这件事而产生隔阂。

罗斯福总统遇到朋友向他探听军事机密时，他会机警地环顾四周，然后刻意压低声音对朋友神秘地说："你能够像我一样，保证我告诉你之后很好地保守这个秘密吗？"朋友听到这话，面露喜色，不住地点头说："当然可以。"随后，罗斯福总统笑着对朋友说："既然你可以做到，我也能。"

总而言之，在人际交往的过程中，面对别人的求助，我们应当多换位思考，多为别人着想，尽自己所能去帮助别人。但是也要清楚自身的实力，不能一味盲目地帮助他人，影响自己正常的生活。学会委婉地说"不"，才能真正地尊重别人，并使自己解脱。

第四节　紧张情绪该如何调节

日常生活中，学生如果没有按时完成作业，当老师突击检查时就会紧张、不知所措；第一次面试的毕业生，面对主考官的提问也会因紧张而语无伦次。面对这种紧张不安的情绪，有的人会通过强大的自我调节将事情继续做下去，而有的人则会因此受到严重影响而无法圆满完成任务，并且对自身的能力产生怀疑。

关于紧张情绪，著名心理学教授和精神治疗专家史蒂芬·平克在经过科学的观察和调查之后得出了如下结论："紧张就和饥饿、口渴一样，都是人生活的一部分。但是如果过度紧张，对人体不但无益，反而有害。所以，我们必须明了紧张的好坏，然后才能懂得如何利用紧张的好处，抑制它的坏处。"

通俗地讲，紧张情绪就是个人在外界事物发生时生理和心理共同反应加强的产物。不同于焦虑情绪，个人在紧张时四肢常常会感到局促不安，肌肉也会不自觉地处于紧绷的状态，身体趋于僵硬，呼吸也会变得急促，甚至会感到喘不上气、头脑发昏、上厕所次数增多等。

我们都知道，适度的紧张会帮助我们在做事情时更加集中注意力，提升工作效率。但是，凡事过犹不及，如果过度紧张，紧张情绪控制了大脑和肢体，就会影响我们的工作和生活。如过度紧张者会出现失眠、头痛、心慌等症状。

这就需要我们在面对事情时，首先思考自己对它的在意度究竟是多少？如果失败了自己会有多害怕？或者自己能够接受的最坏结果是什么？经过思考，我们对这件事以及它可能出现的后果有所了解之后，就会清楚自己到底有没有必要那么紧张。

对于容易紧张的个体而言，他们大多数都有自卑和追求完美的特征。他们期待自己是无所不能的，期待自己"不做则已，一做就要做好"，然而，正是由于这种对自我过度的期待，加重了他们的紧张情绪，导致失败的概率增加，进而造成紧张与失败的恶性循环，即越紧张就越容易失败，越害怕失败就越紧张。这就需要他们不把一些事情看得太过严重，尤其是那些鸡毛蒜皮的小事。

卓怡是一个内向且适应能力比较差的女孩，她从学生时代开始就很容易陷入紧张的情绪中。她的英语成绩不是特别好，因此每次只要看到英语老师走进教室，她就会莫名地绷紧身体、坐立不安。在英语课上，每当老师要找同学回答问题、抽查单词或背诵课文时，她就会低着头不敢和老师对视，生怕老师点到自己。

有时她也想要挑战自己，证明自己可以学好英语，像其他同学那样在课堂上大胆而自信地发言。于是她私底下在完成其他学科的学习任务之后，总会再复习当天英语老师所讲的内容，并将需要背诵和预习的知识反复练习，直到烂熟于心。当英语老师再次走进教室，卓怡终于可以直视老师。整堂课她也能十分放松地听讲，内心深处还期待着老师的提问。

但当英语老师真的问她时，她站起来的瞬间脑子却一片空白。虽然老师提出的问题都是她昨天晚上复习过的内容，但她感受到全班同学注视的目光就紧张不已，双腿和双手都开始颤抖，最终她磕磕绊绊地回答完问题，坐回座位时，只觉得全身都像虚脱了似的。

在卓怡的生活中，类似这样的例子有很多。随着年龄的增长，她的紧张也越来越严重。在第一次面试的前一天晚上，在第一次相亲之前，在领导将重要任务交给她的时候，当她代表公司参加全国演讲赛时，紧张的情绪都会伴随着她，让她压力倍增。

每一次她都很努力地想消除这种紧张情绪，想把事情做好，但常常会像那堂英语课上那样取得相反的结果。到最后，她反而能够自嘲且释然地说："越是想做好，越是认为重要的事情，反而越是做不好。"

其实紧张情绪普遍存在，很多人在面对比较重要的事情时都会非常紧张。那英在《康熙来了》中面对蔡康永的提问，坦承尽管自己举办过这么多场演唱会，但其实每次上场还是会紧张，并且大胆自曝每场演唱会因为紧张的关系，真正进入最佳状态通常是在三首歌以后。

由此可见，荧幕上看起来自信满满的人也有可能心中紧张不已，更何况我们这些普通人。那么，既然紧张这种情绪无法彻底消除，我们应当采取什么方法尽量将其缓解，并控制在一个正常的范围内呢？

首先，放松心情，深呼吸。精神治疗专家在谈及如何舒缓紧张情绪时曾说："要在你的心灵中找出宁静房间，这是任何人都需要的。"这里的"宁静房间"指的是我们应当想办法让自己的心情保持在一种尽量松弛的状态。心理学研究表明，人在感到紧张时可以采取深呼吸的方法，这样可以为大脑和心脏提供大量的氧气，同时增加人体血液中的含氧量，让心脏的跳动更加轻松顺畅，最终达到舒缓紧张的效果。

其次，自我暗示，大胆尝试。所谓自我暗示法，主要是指在面对紧张时，需要不断地给予自己心理上的积极暗示，不停地告诉自己一些积极正面的词语。或者从反方向暗示自己，告诉自己，反正外界的焦点不在自己身上，成功或失败都是很正常的事情，就算失败又如何，至少在这个过程中可以学到很多东西。

学生时代，当我们因上台发言或演出而感到紧张时，总会有人说："当台下坐着的是一堆萝卜白菜就行了。"这样的自我暗示，往往会在一定程度上缓解紧张情绪，此时再鼓起勇气大胆尝试，就会取得不错的效果。

最后，转移视线，勤加运动。当我们对一件事感到紧张时，最好的方法是转移自己的视线，而不是因为担心持续集中注意力在紧张的对象上。比如在声乐考试中，当其他同学上台演唱时，小芳坐在台下排队等待的同时会认真观看别人表演，她发现自己越看越紧张，不由自主地担心起自己演唱的情景。后来，她索性选择离开比赛现场，站在外面和其他同学聊天说笑，这样反而让她感觉放松了许多。

此外，运动也被人们看作缓解紧张情绪的方法之一，如果经常感到紧张，可以充分利用业余时间多参加运动。从总体来看，经常运动的人更容易排解生活中的紧张情绪。

第五节　如何让自己更有效率

英国历史学家、政治学家西里尔·诺斯古德·帕金森 1957 年在马来西亚度假期间，遇到的一些事情让他发现了一个有趣的现象。回国以后，他经过多方论证和整理，将自己的这些发现写成文章，发表在伦敦一份著名的期刊上，随后被全世界所熟知并得以广泛应用。他将自己的发现命名为"帕金森定律"，并由此出版《帕金森定律》一书。

在这本书中，帕金森教授为大家详细还原了两位老太太寄明信片的全部过程，并由此得出结论：每个人在做事情时，哪怕是相同的事情所耗费的时间也是不同的，甚至时间跨度非常大。

　　老太太哈莉决定给侄女寄明信片。她先是在房间里花费了1个小时寻找自己存放明信片的地方，随后又花费相当长的时间来选择明信片的类型和图案，选好之后，她开始为明信片上的内容发愁，如此又耗费了至少1个小时的时间。最后终于要出门邮寄了，哈莉却发现自己还没有侄女现在的具体住址，于是她再次返回家中打电话确认地址，拿了雨伞才出门。

　　当哈莉做完这一切走在前往邮局的路上时，感觉自己仿佛做了很多事情，浑身上下都疲惫不堪。而实际上，从始至终她只是寄了一张明信片而已。反观老太太琼斯，她从决定寄明信片到最终寄出去一共只花费了10分钟左右的时间，而且还是在去喝下午茶的路途中顺便完成的。

　　通过这个故事，帕金森认为，不管是工作还是生活，对于不同的人而言，有的人可能一天只做一件事情就已经占用了所有可用的时间，而有的人则可以在同一时间完成多件事情，并且效果相差不大。究其原因，如果一个人在做一件事情之初为自己预留了足够多的时间，那么她就会无意识地放慢整个进程，直到截止时间。

　　在这样低效率的工作和生活中，人们往往更容易感觉劳累。那么，这就需要我们提高自己的做事效率，让生活变得更加井井有条。所谓高效率，简单地说，就是如何能够在同样的时间内，相较于他人完成更多的工作，并且保证品质。或者面对同样一件事情，在保证质量的同时耗时更少。只有掌握了一定的方法，才能更高效地生活和工作。

第一，分清轻重缓急。古人云："事有先后，用有缓急。"在工作和生活中，如果我们能够依据事情的轻重缓急来做，也就意味着能够有更多的时间从容地完成最紧要的事情，并且在完成的过程中感到得心应手，获得不错的效果。

心理学家为了帮助人们更加高效地工作和生活，将事情依照轻重缓急的程度区分为 5 个层次：重要且紧急、重要但不紧急、紧急但不重要、不紧急也不重要、浪费时间。

其中，"重要且紧急"是指一个人在当前或近期需要完成的事情。而最容易混淆的则是"重要但不紧急"和"紧急但不重要"这两个层次。面对"重要但不紧急"的事情，由于没有一个明确的完成期限，尽管它很重要，但如果我们不采取行动，就意味着可能会一直拖延下去。而"紧急但不重要"的事情则恰恰相反，这种事从表面来看需要立刻完成，而且非常急迫。但是如果静下来仔细想想就会发现，它其实并不需要优先去做，而是应当归为次优先级别。

比如小兵是一名工人，每天早起上班打卡对他而言是重要且紧急的事情。如果在上班途中他肚子很饿，急需吃一些东西，就是紧急、但比起迟到扣钱而言不重要的事情。当他到办公室被领导告知评职称需要考取一个资格证书，但还没有具体的时间，考证书这件事对于小兵来说就是重要但不紧急的事。

第二，列出明确、清晰的工作计划，切实地行动起来。无论做什么事情，都必须有明确、清晰的工作计划，只有这样才能充分利用有限的时间和精力，踏实走好之后的每一步路。如果没有明确的计划，不仅会耗费过多的时间和精力去走一些不必要的弯路，还会让自己的人生陷入迷茫和困顿之中，难以取得预期的效果。

做事情先列出明细的计划，就好像装修一幢新房子前，设计师要先量取房子的具体尺寸，心里清楚房子大概的方位、户型，再依据这些做出具体的设计方案，在图纸中对水路电路的走向、桌椅等的摆设都进行明确的标示。有了这张设计图纸，工人在装修施工的过程中能避免一些问题的发生，也能更快地完成装修工程。

所以，在生活中我们也需要这样一张"装修图纸"，在制订计划的时候，首先要注意衡量自身的实际能力，而且计划内容越具体越好；其次，最好为每个待完成事项设定开始和完成的时间，这就等于在自己的脑海中安装了一个闹钟，可以避免拖延状况的出现。另外，计划的制订一定要秉承对自己负责的原则。最后，要清楚计划并不是越多越好，在制订计划时一定要注意工作与休闲娱乐的均衡，合理分配时间。为自己留下一些独处和休息的时间，能够帮助自己愉快且高效地完成计划。

需要注意的是，制订清晰的计划只是一种手段，最终的目的是要借助计划来高效地完成工作和生活中的事情。因此，最重要的是行动起来，只有行动起来，计划才能实现它本身具有的价值。

第三，培养专注力和自控力。生活中最常见的一种情景是，下班回家的路上可能计划自己吃完饭后要写一篇博客，但回到家里做好一切事情坐在电脑前，便忘了自己的初衷。一会儿查看微博更新的情况，一会儿和朋友微信聊天，一会儿又站起来喝水休息等，慢慢地，时间就在这些琐事中一点点地流逝，最终计划要写的博客一直没有动笔。

遇到这种情况，我们通常会将其归结为拖延，它是导致工作效率低下的主要因素之一。在心理学中，拖延的本质是缺乏专注力和自控力。要想摆脱拖延，就需要培养专注力和自控力。想要提高工作效率，就需要学会对时间进行控制与管理，必要的情况下还可以借助一些软件或者他人监督等。

此外，在做事情之前最好先清除身边可能存在的干扰，全身心地投入工作中，避免中途被打扰之后无法再集中精力，比如远离手机、关闭一切社交软件等。

第六节　人际交往中要有同理心

2015 年 6 月 26 日，在汕头大学刚刚完工的体育馆中，87 岁的李嘉诚先生为这里的大学生和嘉宾们进行了一场特殊的演讲。在这天的演讲中，李嘉诚以"同理心"为基点展开论述："一念的同理心，有无可度量的威力，我认为它是世界上最值得投资的'储备货币'，它的规模，它的流通，它的价值，在人心中是实在、全面和绝对的。""年轻的同学们，你们可能觉得这是老生常谈，知易行难。其实，你不在乎同理心，才是一个关键失误。""具有同理心的储备，才知道自己是一个'求存者'，还是一个'求成者'。"

"同理心"这个词起源于希腊语，最开始主要是被美学评论家用作形容他人主观经验的能力。1920 年，心理学家爱德华·布雷福德·铁钦纳第一次将这个词语用于行为模仿中，并且认为"同理心"来源于个人身理与心理产生的模仿他人的痛苦，进而"引发相同的痛苦感受"。作为一个心理学概念，"同理心"又被人们称作"换位思考""共情"等，通常是指在人际交往过程中，能够设身处地站在他人角度进行思考和理解问题的一种方式。

"同理心"代表我们经过练习与尝试之后，了解了他人的内心感受，并且能够准确地将这种理解传达、回馈给对方。它主要体现在我们对自身情绪的控制、聆听他人说话时的表现、换位思考以及对他人表达尊重的能力。在现代社会中，"同理心"多被看成高情商的一种重要表现，并且在商业和人际交往中受到高度重视。

作为情商的重要组成部分，"同理心"在人际关系中最重要的表现就是站在别人的立场去考虑问题，这样才能尽量避免误会和冲突事件的发生。心理学家也发现，关于人际交往中产生的大多数问题，如果当事人能够灵活地运用"同理心"，将自己置于对方所处的情境中去看待整件事情，就比较容易快速找到解决问题的方法。这和孔子所说的"已所不欲，勿施于人"是一个道理。

他们都在强调不能强迫别人喜欢自己钟爱的东西，应该尽量去发现别人的兴趣爱好。综观周围的人，凡是具有"同理心"的人都有良好的人际关系，他们在生活中更愿意也更擅长体谅、理解和尊重对方。值得注意的是，强调"同理心"不仅是为了让自己理解别人，也是为了让别人能够更好地理解自己，可以说这是一个相互尊重的过程。

通常来讲，"同理心"发生的过程可以分为四个步骤，包括收听自己的感觉、表达自己的感觉、收听他人的感觉以及用体谅来回应他人的感觉。

在一家商场里，售货员李锐接到一位顾客的投诉：他昨天刚买的黑色衬衣出现了严重的褪色问题，甚至将自己的脖子都染黑了。一开始，这位顾客是由李锐的另一个同事接待的，结果他的这个同事还没听完顾客的投诉就直接打断他说："怎么可能呢？我在这里卖了这么久的衣服，还是第一次看到像你这样挑剔的人。"

他的一句话就将这位顾客的怒火点燃了，他们立刻大吵起来。后来李锐出面劝解同事，然后极力安抚顾客的情绪，待其情绪稍稍平复之后，他要求顾客重新将事情发生的始末叙述一遍。

在这个过程中，李锐一句话都没有说，只是静静地听顾客诉说。听完后他表示自己也看到顾客脖子后面好像留有黑色的印记，并且说明这确实是本店的失误。

顾客初步感受到了李锐想要解决问题的诚意，因此他也放松心情和李锐一起平静地进行下一步沟通。最后，李锐再次代表自己的同事向顾客道歉，并站在顾客的角度说，无论是谁发生这样的事情都会觉得特别郁闷，所以想了解一下顾客想怎么处理这件事。

本来这位顾客在和李锐的那个同事吵架时已经决定，不仅要退货，而且回去之后还要投诉他。现在经过李锐的耐心倾听和设身处地的一番安慰之后，他不想那么做了。这时他答道："既然如此，你们看有没有什么可以补救的办法？"

听闻此言，早就准备好的李锐不紧不慢地说道："您看这样好不好？既然您当初选择了我们的衣服，说明您肯定还是喜欢这个款式的。我们在卖衣服的过程中也确实没出现过这种情况，不如您先拿回去洗过之后再穿一个星期，如果衣服仍然褪色或者您觉得不满意，我们可以再为您进行调换或者退货。出现这样的失误，为您带来不便是我们的失误，我深感抱歉。"顾客听完后，表示可以接受这个建议。

在这个过程中，李锐充分发挥自身的同理心，站在顾客的角度耐心倾听，最终避免了一场纠纷。

其实，生活中这样的例子不胜枚举。推销员在推销的过程中如果能够合理运用同理心，也会使自己的推销成绩出现质的飞跃。比如同样是推销洗衣机，一位推销员说："家里的洗衣机太旧了，这样就会浪费电，不如换一台新的节能洗衣机来用。"消费者听后可能会特别生气地反驳，更别谈购买新洗衣机的事情了。而另一位推销员说："这台洗衣机一定特别耐用吧，看起来被您保养得特别好。"消费者听到这番夸赞定然心情愉快地表示"保养得确实不错，但早就想再换一台新的了"。此时推销员自然可以顺势为其介绍有关洗衣机的相关信息。

不仅在商场中如此，在生活中面对朋友、亲人甚至治疗病人等亦是如此，都需要充分地运用同理心，这样才会达到事半功倍的效果。

心理学家荣格在治疗一名幻想自己来自月球的精神病人时，他并没有像一般的医生那样试图纠正她的幻想，而是非常认真地聆听病人讲述自己在月球上生活的点点滴滴，有时也会和她一起热烈地讨论应该如何逃离地球回去。

一段时间之后，病人已经对荣格建立起了绝对的信任。随后，荣格找到一个合适的时机，推心置腹地告诉病人："你确实来自月球，但是既然现在已经没有办法回去，为何你不回到家里好好生活，珍惜当下的一切呢？"一语惊醒梦中人，病人细想之后觉得确实如此，又经过几次常规的治疗，最终返回家中和丈夫、女儿幸福地生活在一起。

在这个治疗过程中，荣格站在病人想要回到月球的角度来和她进行交流，另辟蹊径、巧妙地运用同理心，将其成功治愈。

第七节　与人交往，"玻璃心"不可取

　　拥有"玻璃心"的人通常比较敏感、内向，不善于表达自己的真实情感。他们主要表现为：不相信自己，也不相信别人，多疑、消极、很容易受到挫折和打击的影响、对他人要求严格有的甚至达到苛刻的地步、过于在乎他人的看法并且需要得到他人的肯定。有时别人不经意的举动或言语就会让他们受到伤害，内心犹如玻璃受到冲击一样破碎。而在网络中，网友们还将其进一步引申指那些对别人随意打趣，但不允许别人用同样的方式对待自己的人。

　　香港男演员吴镇宇早年在接受采访时表示，自己其实是十足的"玻璃心"。原来在《南都娱乐周刊》的某一期中曾报道吴镇宇和一个女生深夜回宾馆一事，但实际上当晚与他同行的只是两个一起吃饭的工作人员。这件事对吴镇宇的形象产生了很大的影响，但是媒体并没有出面进行解释和澄清，这让吴镇宇深感伤心和愤怒。此后，他不再接受《南都娱乐周刊》的任何采访。

　　一般来讲，我们都会认为身处娱乐圈的艺人在面对镜头和非议时早已练就了金刚不坏之身。有的艺人甚至会在高兴时自嘲、自黑，吸引网友们的眼球。

然而事实上，综观娱乐圈，我们会发现有很多明星都是"玻璃心"，面对自己早就应当熟悉的采访和网友的评论非常不淡定。比如陈凯歌当年因为网络上的恶搞视频《一个馒头引发的血案》比《无极》本身更为火爆，一度说出"人不能无耻到这个地步"这样的话，并发出要状告视频制作者的声明。其实，视频本身表达的是对电影《无极》的吐槽，只要抱着娱乐的心态看看就好。而陈凯歌导演不仅没有反思自己电影本身出现的失误，反而耿耿于怀，和这个视频较上了劲。

那么，"玻璃心"究竟从何而来？我们该如何让内心变得坚强起来呢？心理学家研究发现，当今社会青少年为"玻璃心"的多发群体。究其原因在于他们多为独生子女，在成长过程中很少遭遇挫折和失败，因此，当他们进入学校或步入社会之后就很容易产生"被伤害"的感觉。而其他"玻璃心"常发人群则多是由于性格内向、敏感，不善沟通，在人际交往中更容易感受到伤害。

心理学家认为，一个人无论说什么样的话都是有其原因的，一个人的行为举止就是内心世界的反映。正如吴镇宇的"玻璃心"，在于不允许别人诋毁自己的声誉；而陈凯歌的反击，则在于对自身导演作品的一种盲目自信。对于"玻璃心"的人而言，要想改变现状，就要让自己的内心变得更加强大，即培养心理的钝感力。

"钝感力"一词是由日本著名作家渡边淳一提出的。他在《钝感力》一书中结合自己和周围人的实际经历，为我们讲述了关于敏感和钝感力之间的故事。所谓钝感，并不是迟钝、木讷、负面、消极的。实际上，它指的是一种可以"从容面对生活中的挫折和伤痛，坚定地朝着自己的方向前进，赢得美好生活的手段和智慧"。

渡边淳一认为，钝感力是一种耐力，是一种积极向上的人生态度，是一种对抗外界的强大力量。但是在书中他只是为我们阐释了钝感力这一概念，并没有涉及如何拥有钝感力。这就意味着拥有钝感力，需要我们每个人去努力探索并积极培养。而对于那些"玻璃心"的人而言，在思考如何培养自身钝感力的同时，也许还需要回顾一下自身的成长经历，看看自己是否缺乏安全感和自信心，将重心从"感受伤害"转向"变得坚强""完善自身"。